Bettine Reichelt

Das Geschenk der guten Nacht

Spirituelle Impulse & praktische Tipps
für einen erholsamen Schlaf

Bettine Reichelt

Das Geschenk der guten Nacht

Spirituelle Impulse
& praktische Tipps für
einen erholsamen Schlaf

benno

Bibliografische Information der Deutschen Nationalbibliothek
Die Deutsche Nationalbibliothek verzeichnet diese Publikation in der Deutschen Nationalbibliografie; detaillierte bibliografische Informationen sind im Internet über http://dnb.d-nb.de abrufbar.

Besuchen Sie uns im Internet:
www.st-benno.de

Gern informieren wir Sie unverbindlich und aktuell auch in unserem Newsletter zum Verlagsprogramm, zu Neuerscheinungen und Aktionen.
Einfach anmelden unter www.st-benno.de.

ISBN 978-3-7462-5858-4

Umschlaggestaltung: Ulrike Vetter, Leipzig
Cover: © Freeda Michaux/Shutterstock
Gesamtherstellung: Kontext, Dresden (A)

Inhalt

Nachtschwund

Prolog

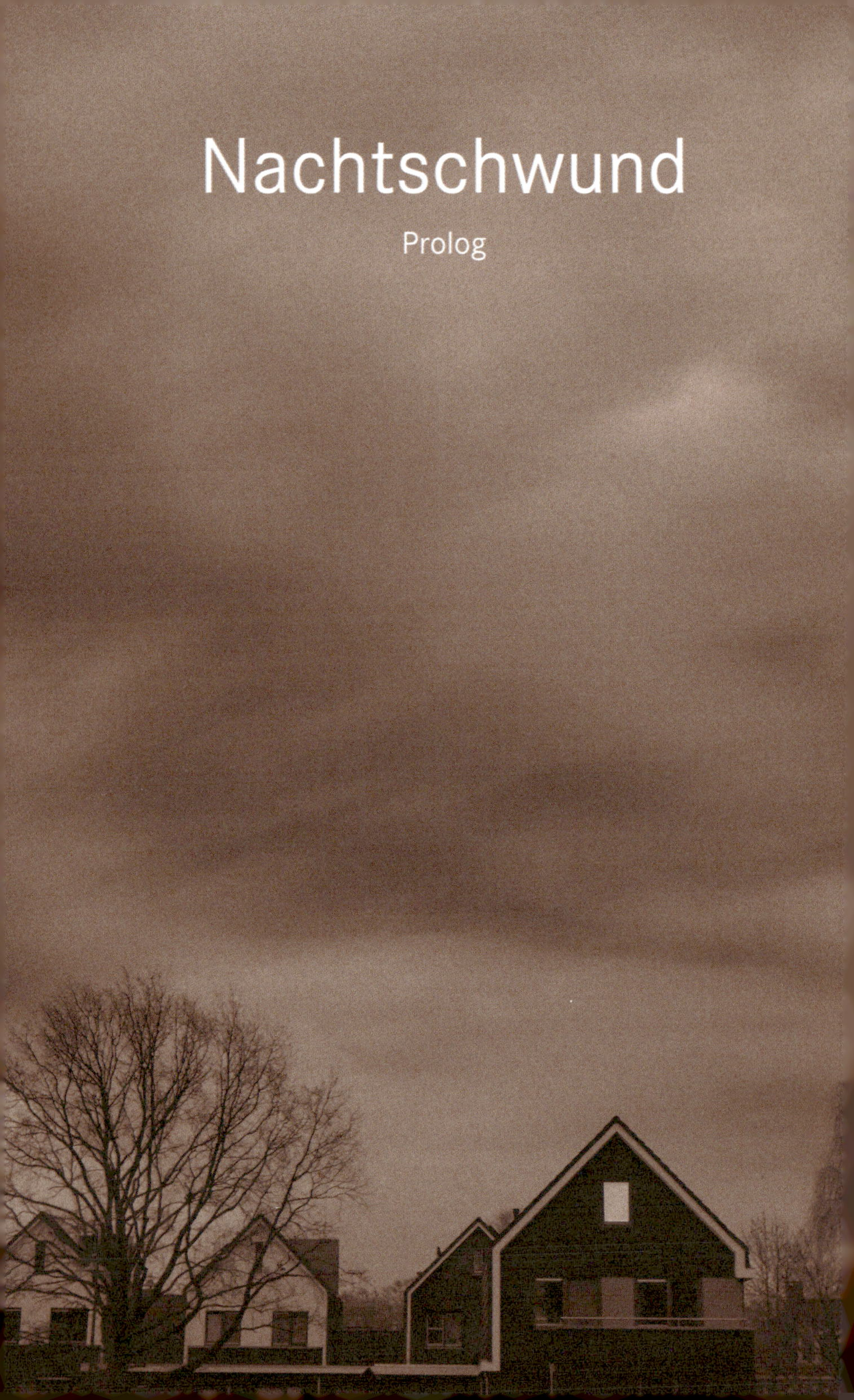

Wie hell der Abend ist
Wie hell die Straße
Ein rötlicher Schein
Und der Schlaf weicht schaudernd.

Es ist erstaunlich, wie hell die Städte am Abend strahlen. Schon von Weitem sieht man einen rötlichen Schein, der fast wie eine Kuppel über ihnen liegt. Wie ein ewiges künstliches Morgenrot. Die Straßenbeleuchtung und die Lichter in den Häusern ... irgendwo ist immer Licht. Und irgendwer ist immer unterwegs. Die Stadt pulsiert 24 Stunden am Tag. Die Nacht schwindet.

So erlebe ich es auch im Alltag: Tag und Nacht ist man erreichbar, Tag und Nacht kann man sich Hörspiele oder Fernsehsendungen anschauen. An vielen Orten auf der Welt sind Läden rund um die Uhr geöffnet. Das, was frühere Jahrhunderte mit der Nacht verbunden haben, die Ruhe, aber auch die Bedrohung, erleben Menschen zumindest in den Industrienationen bestenfalls ansatzweise.

Wie in der Nutzung der Natur, so weitet der Mensch auch im Zeitgeschehen seinen Gestaltungswunsch aus. Scheinbar ungenutzte, ungeordnete oder bedrohliche Räume werden kolonialisiert und verfügbar gemacht.

Was bleibt, wenn diese Bereiche kleiner werden? Mit diesem Schutzraum scheint sich auch der Bereich des Unverfügbaren und Heiligen zu verringern. Das Gespür für die eigene Grenze und Begrenztheit, auch für das Bedürfnis nach Ruhe und Entspannung muss neu erlernt werden. Der Ruf nach Ruhe, Zeit für sich selbst, einen eigenen Raum, Entspannung wird lauter. Er verstärkt sich in dem Maße, in dem auf der anderen Seite die inneren Dunkelheiten und Erschöpfungszustände zunehmen.

Was bedeutet in dieser Situation der Blick auf einen Gott, der nicht nur lieb und zugewandt ist, der sich entzieht, fern bleibt, unbegreiflich ist, ein Gott, der alles in allem nicht funktioniert? Verlieren wir mit der Nacht, mit dem unablässigem Sein im Licht nicht nur einen Teil des Lebens, einen Teil von uns selbst, sondern auch den Blick auf einen Gott, der in allen Lebensbereichen heilsam wirken kann? Kurz: Verlieren wir nicht vielleicht einen der kostbarsten Bereiche unseres Seins?
Die Nacht ist nicht nur ein Bereich der Einschränkung, sondern eigenen Wachstums. Dieses Wachstumspotential, die Ambivalenz, ihre Mühe und ihre ganz eigene Weisheit brauchen einen neuen Raum. Die Sehnsucht nach der Nacht und das Erschrecken über die dunkle Nacht, in der die Seele sich verlieren kann, stehen in engem Zusammenhang. Darum möchte dieses Buch ein Plädoyer für die Rückbesinnung auf die Nacht sein. Es stellt Texte aus der Tradition, eigene Übungen und Gedanken über unseren Weg heute durch die Nacht zusammen und lädt zu Neuentdeckung einer bedrohten Welt ein.

Die Sonne lehrt alle Lebewesen die Sehnsucht nach dem Licht. Doch es ist die Nacht, die uns alle zu den Sternen erhebt.

Khalil Gibran

Anregung:
Den Nachthimmel entdecken
Achten Sie in einer klaren Nacht auf den Himmel über der nächsten Stadt. Über größeren Orten erscheint häufig ein rötlicher Schein. Er liegt wie eine Wolke über Stadt. Die Dunkelheit bleibt außen vor.

Die Nächte sind nicht für die Menge gemacht.
Von deinem Nachbar trennt dich die Nacht,
und du sollst ihn nicht suchen trotzdem.
Und machst du nachts deine Stube licht,
um Menschen zu schauen ins Angesicht,
so musst du bedenken: wem.

Die Menschen sind furchtbar vom Licht entstellt,
das von ihren Gesichtern träuft,
und haben sie nachts sich zusammengesellt,
so schaust du eine wankende Welt
durcheinandergehäuft.
Auf ihren Stirnen hat gelber Schein
alle Gedanken verdrängt,
in ihren Blicken flackert der Wein,
an ihren Händen hängt
die schwere Gebärde, mit der sie sich
bei ihren Gesprächen verstehn;
und dabei sagen sie: Ich und Ich
und meinen: Irgendwen.

Rainer Maria Rilke

Dämmerungen

Erholsamen Schlaf vorbereiten

Wenn die Dämmerung hineinzieht,
langsam und stetig, verstummt die Welt.
Und auch der Mensch wird leiser.
Heilige Stille über dem Land.

DIE FÜNF SCHLAFPHASEN

Die Nacht ist die Zeit des Schlafes, die Zeit des Abstands, der Ruhe, der Erholung. Sie ist nicht „für die Menge gemacht“, auch wenn wir sie heute weit häufiger in der Menge verbringen, als das in früheren Jahrhunderten möglich und üblich war.

Obwohl man sich schon lange mit dem Schlaf beschäftigt, ist die eigentliche Schlafforschung eine relativ junge Disziplin. Ihr verdanken wir die Erkenntnis, dass der Mensch nicht einfach in den Schlaf versinkt, sondern gewissermaßen jede Nacht einen sehr persönlichen Weg geht. Diesen kann man in fünf Phasen einteilen. Die Unterteilungen variieren leicht. Das Buch orientiert sich in der Einteilung der Kapitel an den Unterteilungen in Einschlafen, Leichtschlaf, Tiefschlaf, REM-Schlaf (oder Traumschlaf) und Aufwachphase. Sie finden genauere Erklärungen jeweils in den dazugehörigen Kapiteln.

ALLES BEGINNT MIT DER SEHNSUCHT

Die Nacht ist ein Bereich der Sehnsucht. Mit ihr verbinden sich so manche Wünsche und Hoffnungen: Ruhe zu finden, schlafen zu können, aber auch der Wunsch nach Verborgen-Bleiben, Alleinsein oder auch besonderer Zweisamkeit. Sehnsucht setzt voraus, dass da nicht nur eines ist. Nicht nur Chaos oder Einheit, nicht nur Aktivität oder Stille, Wachsein oder Schlaf, sondern beides. Zwei, die ineinander verwoben und miteinander verbunden nur sein können.

„Alles beginnt mit der Sehnsucht", heißt es bei der Schriftstellerin Nelly Sachs. Vielleicht begann die Schöpfung mit der Sehnsucht des Schöpfers nach dem Du? Sie beginnt mit der Schaffung einer Zweiteilung: Nacht und Tag, aus dem Chaos heraus geordnet. Das Licht kann ohne das Dunkel nicht sein. Und das Dunkel nicht ohne das Licht. Um das Dunkel weiß ich nur, weil es Licht gibt. Und das Licht versteht sich selbst nur um des Dunkels willen. Zwei, die in der Dämmerung eines werden und doch getrennt sind

So beginnen alle Liebesgeschichten der Welt: neben mir ein Zweites, ohne dass ich nicht sein will, nicht sein kann, mit dem ich ringe, das mich doch nicht aus mir selbst vertreibt. Es bleibt, wie es ist – und doch wandeln wir uns immer wieder neu.

Der Tag ist in die Nacht verliebt, der Frühling in den Winter ...

So beginnt die Liebesgeschichte Gottes mit der Welt.

Nun die Schatten dunkeln,
Stern an Stern erwacht:
Welch ein Hauch der Sehnsucht
flutet durch die Nacht!

Durch das Meer der Träume
steuert ohne Ruh,
steuert meine Seele
deiner Seele zu.

Die sich dir ergeben,
nimm sie ganz dahin!
Auch, du weißt, dass nimmer
ich mein Eigen bin.

Emanuel Geibel

Anregung:
Entdeckungen am Abendhimmel
Nehmen Sie sich an einem späten Nachmittag die Zeit und fahren oder wandern sie zu einem Punkt, von dem aus Sie über den Ort sehen können, in dem sie sich gerade aufhalten. Sie brauchen für die Beobachtung etwa eine Stunde. Nehmen Sie wahr, wie es langsam dunkler wird und wie sich das Licht verändert. Warten Sie, bis der erste Stern am dunklen Himmel erscheint.

DIE NACHT IST …

Was ist die Nacht eigentlich? Wann beginnt sie? Gibt es eine Definition dafür? Der erste Impuls, der sich zumeist einstellt: Nacht bedeutet Dunkelheit. Es fehlt das Licht. In Europa können wir für eine längere Zeit beobachten, wie das Licht schwindet. Der Prozess dauert etwa eine Stunde. Dann wird es dunkel, und mit dieser Dunkelheit beginnt die Nacht.

Der Duden definiert die Nacht dementsprechend als „Zeit der Dunkelheit zwischen Abend und Morgen“. Dies ist eine eher vage Beschreibung. Denn wann beginnt Dunkelheit? Wie viel Licht muss fehlen, damit ich das Dunkel als Dunkel erkenne? Dann, wenn ich das Licht im Haus anmache? Dann wäre es manchmal auch mitten am Tag Nacht. Oder ist es an eine bestimmte Tageszeit gebunden? Vielleicht 22 Uhr? Dann aber wäre es in Skandinavien im Sommer mitten in der Nacht taghell. Wann es Nacht ist, ist offensichtlich schwerer zu definieren, als man meint.

Auf eine genauere Bestimmung ist beispielsweise die Luftfahrt angewiesen. Für das Verbot, bei Nacht zu fliegen, benötigt man eine genaue Beschreibung dessen, was mit „Nacht“ gemeint ist – und findet sie auch: Als „Nacht“ werden in der Luftverkehrsordnung von 2015 „die Stunden zwischen dem Ende der bürgerlichen Abenddämmerung und dem Beginn der bürgerlichen Morgendämmerung“ bezeichnet. „Die bürgerliche Dämmerung endet am Abend und beginnt am Morgen, wenn sich die Mitte der Sonnenscheibe 6° unter dem Horizont befindet“. Zu welcher Uhrzeit das ist, das varriert natürlich sehr stark je nach Jahreszeit und ist an jedem Tag ein wenig anders. Die astronomische Definition dagegen versteht unter „Nacht“ die Zeit der maximalen Dunkelheit.

Zwischen der bürgerlichen und der astronomischen Dämmerung liegt die Phase der nautischen Dämmerung. Sie war vor

allem früher für die Navigation in der Seefahrt wichtig. Wenn die Mitte der Sonnenscheibe 18° unter dem Horizont angekommen ist, dann beginnt für Seefahrer die Nacht. In dieser Phase der Dämmerung sind einerseits schon einige Sterne und Sternzeichen, andererseits aber auch noch die Horizontlinie zwischen Himmel und Wasser sichtbar – und damit ist die nautische Positionsbestimmung mit Sextanten möglich.
Meteorologen wiederum bestimmen die Nacht aus dem Blickwinkel der Temperatur. Kurz bevor die Sonne am Morgen aufgeht, ist es am kältesten. Die Ausstrahlung von Wärme der Erdoberfläche wird, je länger das Licht der Sonne fehlt, immer geringer. Das führt dazu, dass sich Reif und Nebel bilden können, wenn die Luft feucht genug ist.
Auch in der Psychologie, der Seelsorge und in der Spiritualität spricht man von der Nacht: Sie wird mit bedrückenden Stimmungen verbunden, die als „dunkel“ definiert werden. Allerdings gehen die Wertungen, ob solche Stimmungen eher negativ oder eher positiv gesehen werden, unter Umständen weit auseinander. Die „dunkle Nacht der Seele“ bei Johannes vom Kreuz ist ein notwendiger Entwicklungsschritt auf dem Weg zu einem tiefgreifenden Glauben. Die „Nacht der Depression“ ist in der Psychologie eine Erkrankung, die dringend behandelt werden muss. Erkrankte möchten vor allem eines: zurückkehren in ein helles, lichtes, freudreiches Leben. Depressionen sind, ganz gegen das eigne Empfinden in dieser Phase, heilbar. Man erkennt sie daran, dass sie am Leben hindern, während die dunkle Nacht der Seele nicht als lähmender Zustand beschrieben wird, sondern als eine intensive Wahrnehmung des Leidens, die aber fest mit dem Leben verbunden bleibt.
Was gilt es also festzuhalten? Die Nacht ist mehr als das Fehlen des Lichtes. Sie ist eine eigene Welt, ein eigener Raum. Nur mit ihr gemeinsam wird der Tag zum Tag. Sich auf sie einzulassen, bedeutet, sich auf eine Entdeckungsreise zu begeben.

SCHWARZ SEHEN ODER DAS LICHT DER NACHT

Die Schatten dunkeln
Legen sich auf mein Herz
Dunkel die Nacht
Dunkel meine Hoffnung
Dunkel das Morgen
Doch meine Augen, mein Herz
Gewöhnt an das Dunkel
Entdecken Stern auf Stern.

Schwarzseher haben keinen guten Ruf. Immer betonen sie das Dunkle, das Unwägbare, das Negative. Dabei ist die Fähigkeit, schwarz zu sehen, eine unserer interessantesten: Wenn es in der Nacht Licht gibt, woher kommt es? Und wie erreicht es mich? Auch wenn es ganz dunkel ist, sind wir nicht plötzlich unfähig zu sehen. Es ist nicht nichts. Jeder weiß sehr wohl, dass das, was uns umgibt, schwarz ist. Aber wie erkenne ich das?
Und nicht jedes Schwarz ist gleich schwarz. Es gibt die unterschiedlichsten Schattierungen. Ganz abgesehen von den unzähligen Grautönen.
Wie intensiv wir das Schwarz als Schwarz sehen, kann man gut an sich selbst beobachten, wenn man einen Abend lang das Hereinziehen der Nacht beobachtet. Gerade in Mitteleuropa

schenkt die Dämmerung eine Zeit, in der man sich diesem Naturphänomen annähern kann. Man braucht dazu nur ein wenig Geduld. Während der Himmel peu à peu dunkelt und von Schwarz durchzogen wird, stellt sich vielleicht ganz von selbst die Frage, die die Wissenschaft dabei umtreibt: Fehlt uns zum Sehen des Schwarzes das Licht – oder ist es vielmehr andersherum? Ist es gerade der große Kontrast zur Helligkeit – weil der Gegenstand von zu viel Licht umgeben ist oder so stark selbst leuchtet, der uns das Dunkle erkennen lässt? Beide Theorien werden in der Wissenschaft vertreten. Allerdings ist die Theorie vom Mangel des Lichts die ältere: Bereits Aristoteles war der Meinung, es fehle die Helligkeit. Dichterfürst Johann Wolfgang von Goethe vertrat ebenfalls diese Ansicht.

Wenn man den Sternenhimmel betrachtet,
steht eine Schönheit vor uns auf,
die uns entzückt und beseligt.
Und es wird ein Gefühl in unsere Seele kommen,
das alle unsere Leiden
und Bekümmernisse verstummen macht
und uns eine Größe und Ruhe gibt,
der man sich dankbar beugt.

Adalbert Stifter

Im 19. Jahrhundert schrieb der Psychologe Ewald Hering in seiner Arbeit „Über die sogenannte Intensität der Lichtempfindung und über die Empfindung des Schwarzen“: „… dass die eigentliche schwarze Empfindung erst unter dem Einfluss des äußeren Lichtreizes zustande kommt, wie ja auch die weiße Empfindung für gewöhnlich durch objektives Licht hervorgerufen wird; nur mit dem Unterschied, dass sich die weiße Empfindung unter direkten, die schwarze aber unter dem indirekten Einfluss des Lichtreizes entwickelt, nämlich durch den sogenannten simultanen oder sukzessiven Kontrast“ (zitiert nach E. P. Fischer, Durch die Nacht. Eine Naturgeschichte der Dunkelheit, S. 25).
Laut dieser Theorie sieht man also beispielsweise die schwarze Silhouette eines Baumes nur deshalb, weil er sich vor dem Himmel abzeichnet, der nicht ganz so dunkel ist und noch einen Lichtreiz aussendet. Für den Laien ist nicht entscheidbar, wer recht hat. Faszinierend aber bleiben die Fähigkeiten unseres Auges, das offensichtlich sehr viel mehr wahrnehmen kann, als man ihm im Allgemeinen zutraut. Es ist ein Wunderwerk, das zum Staunen führt.

Tipp:
Der Schlafplatz

Man geht davon aus, dass jeder Zweite im westlichen Kulturkreis kurzzeitig oder dauerhaft unter Schlafstörungen leidet. Wesentlichen Einfluss auf den Schlaf hat der Schlafplatz. Dazu gehören neben dem Bett und der Matratze auch die Umgebung, die Decke, die Gestaltung des Raums. Ist Ihr Schlafplatz ein Ort der Geborgenheit? Wenn nicht: Was brauchen Sie, um sich diesen Ort so gemütlich und entspannend wie möglich zu gestalten?

Luthers Abendsegen

Des Abends, wenn du zu Bett gehst,
kannst du dich segnen mit dem Zeichen
des heiligen Kreuzes und sagen:
Das walte Gott Vater, Sohn und Heiliger Geist! Amen.
Darauf kniend oder stehend das Glaubensbekenntnis und das Vaterunser.
Willst du, so kannst du dies Gebet dazu sprechen:
Ich danke dir, mein himmlischer Vater, durch Jesus Christus, deinen lieben Sohn, dass du mich diesen Tag gnädiglich behütet hast, und bitte dich, du wollest mir vergeben alle meine Sünde, wo ich Unrecht getan habe, und mich diese Nacht auch gnädiglich behüten. Denn ich befehle mich, meinen Leib und Seele und alles in deine Hände. Dein heiliger Engel sei mit mir, dass der böse Feind keine Macht an mir finde.
Alsdann flugs und fröhlich geschlafen.

Martin Luther

DER HIMMEL VOLLER LICHT

Die Nacht ist ganz offensichtlich alles andere als nur dunkel. Und der Himmel ist, ganz im Gegensatz zu dem, was wir optisch wahrnehmen, voller Licht. Wir sind lediglich abgeschirmt von der Fülle der Lichtanteile, geschützt vor der Intensität und damit auch zerstörerischen Macht des Phänomens Licht.
Wenn in der Dämmerung nach und nach die Lichtpunkte am Himmel erscheinen, so hat man zunächst den Eindruck, es seien einige wenige. Nach einiger Zeit erkennt man, dass dies nicht stimmen kann. Es werden immer mehr. Und am Ende steht man unter einem Himmel, der mit Sternen geradezu überfüllt ist. Es übersteigt die Fähigkeit des Messens und Zählens eines Menschen. Niemand weiß, wie viele Sterne es genau gibt. Astronomen schätzen die Anzahl auf 10^{22}, in Worten: zehn Trilliarden, also100 Milliarden mal 100 Milliarden. Eine Zahl, die wir mit unserem Verstand kaum fassen können. Kein Wunder, dass mit der Nacht Superlative verbunden sind: die dunkelste, die tiefste, die stillste ... Die Nacht und der Kosmos, von dem wir nachts einen winzigen Ausschnitt sehen können, sind unermesslich in ihrer Größe, in den Entfernungen, in ihren Rätseln. Alle Wissenschaft kratzt gewissermaßen an der Oberfläche. Im Nachhinein kann man gut verstehen, dass die Vorfahren lieber sich selbst im Zentrum sahen. Sich so winzig in einem riesigen All zu wissen, macht demütig und bescheiden. Diese Haltung kann unserer Welt nur guttun. Sie kann aber auch das Gefühl von Einsamkeit und Verlorensein entstehen lassen.
Wenn es dunkel genug ist, könnte ein Beobachter von seinem Stadtpunkt aus am Nachthimmel etwa 6000 Sterne erkennen. Es gibt allerdings kaum noch Orte, an denen das möglich ist. Es ist schlicht zu viel Licht in der Atmosphäre. Man geht dazu über, nun auch die Nacht gewissermaßen unter Naturschutz zu stellen und Gebiete abzugrenzen, in denen die Beleuchtung in

der Nacht reduziert und zu bestimmten Zeiten ganz ausgeschaltet wird. Die Erkenntnis, dass auch die Beobachtung der Milchstraße zum weltweiten Kulturgut gehört, ist erst in den letzten Jahren gewachsen. Es eine Frage der Verankerung in unserem Leben auf der Erde, dass wir den Himmel und die Milchstraße beobachten können. Aus diesem Blickwinkel ist es ein persönliches Recht, den Himmel unverschmutzt sehen zu können.
Wichtig ist der Schutz der Nacht insbesondere für die Biologie, da die Lichtverschmutzung das Schwarm- und Paarungsverhalten einiger Tierarten stark beeinflusst, und für die Astronomie, denn nur an einem klaren Himmel kann man ungehindert beobachten. Aber auch im Hinblick auf den weltweiten Energieverbrauch spielt die Lichtverschmutzung eine Rolle. Licht, das ungenutzt in die Atmosphäre entweicht, bezeichnet man als Lichtverlust. Es gibt mittlerweile internationale Organisationen, die den Schutz der Dunkelheit überwachen. Die UNESCO entwickelte dementsprechend ein Konzept der Starlight Reserves.
Als der dunkelste Ort Deutschlands gilt Gülpe in Brandenburg. Die Dunkelheit dort, die Astronomen und Hobbysterngucker zu Freudentänzen bringt, ist allerdings nur teilweise freiwillig erreicht worden. In der strukturschwachen Gegend haben einige Orte schlicht aus Geldnot das Licht nachts ausgeschaltet. Manchmal kann Geldnot eine Chance sein.
In Gülpe kann man in einer klaren Nacht die Milchstraße noch mit bloßem Auge erkennen. Auch wenn man dort mehrere Tausend Sterne sehen kann, ist dies wenig – gemessen an dem, was es zu sehen gäbe. Und dennoch ist es unfassbar viel Licht. Stellen Sie sich einen großen Raum mit Tausenden Glühbirnen vor. Der Raum wäre gleißend hell. Theoretisch also müsste der Himmel immer hell sein.
Zwischen all dem Licht, das von den Sternen ausgeht, ist aber doch für uns Dunkelheit. Über den Grund dafür hat man viel nachgedacht. Man nennt dies beispielsweise das Olberssche

Paradoxon: Heinrich Wilhelm Olbers war Arzt und Astronom und schloss aus seinen Beobachtungen, dass der Himmel eigentlich voller Licht sein müsste, obwohl es doch in der Nacht dunkel wird. Johannes Kepler wies bereits 1610 darauf hin und nahm die Dunkelheit als ein Zeichen für die Unendlichkeit des Universums. Zudem verschluckt der Staub im Universum einen Teil des Lichts. Zwar wird es als Licht im Infrarotbereich wieder ausgegeben. Das aber können wir nicht sehen. Vor allem aber ist es ein Zeichen für das Alter des Universums. Das Universum ist im Laufe der Zeit viel kälter geworden und strahlt nicht mehr im optisch sichtbaren Bereich:
„Streng genommen ist der Nachthimmel gar nicht dunkel – jedenfalls nicht in allen Spektralbereichen. Nahezu gleichmäßig aus allen Richtungen trifft eine schwache Strahlung auf die Erde, die ihr Maximum bei einer Wellenlänge von etwa einem Millimeter und damit im Mikrowellenbereich hat. Bei dieser kosmischen Hintergrundstrahlung handelt es sich um ein Überbleibsel aus der Frühzeit des Universums.
Rund 380 000 Jahre nach dem Urknall war die Temperatur im Universum auf etwa 3000 Grad Celsius abgesunken. Protonen und Elektronen konnten nun stabile Wasserstoffatome bilden. Damit wurde das Universum für elektromagnetische Strahlung durchsichtig – und die damals freigesetzten Lichtteilchen empfangen wir noch heute als Hintergrundstrahlung. Durch die Expansion des Weltalls ist die Strahlung allerdings von ihrer ursprünglichen Temperatur auf 2,7 Kelvin beziehungsweise minus 270 Grad Celsius abgekühlt und in ihrer Intensität auf ein Milliardstel abgeschwächt worden.“ (Rayner Kayser, Welt der Physik 2008)

Gott,
du allein weißt,
was dieser Tag wert war.
Ich habe vieles getan
und vieles versäumt.
Ich habe vieles versucht
und vieles nicht vollendet.
Ich bin den Meinen
viel Liebe schuldig geblieben.
Ob dieser Tag
seinen Ertrag brachte,
weiß ich nicht.
Du allein siehst es.
Ich lege ihn in deine Hand.
Ich bin umgeben von Nacht.
Aber ich weiß,
dass ein Morgen kommt
und die Sonne aufgeht:
deine Liebe
und dein Licht.

Jörg Zink

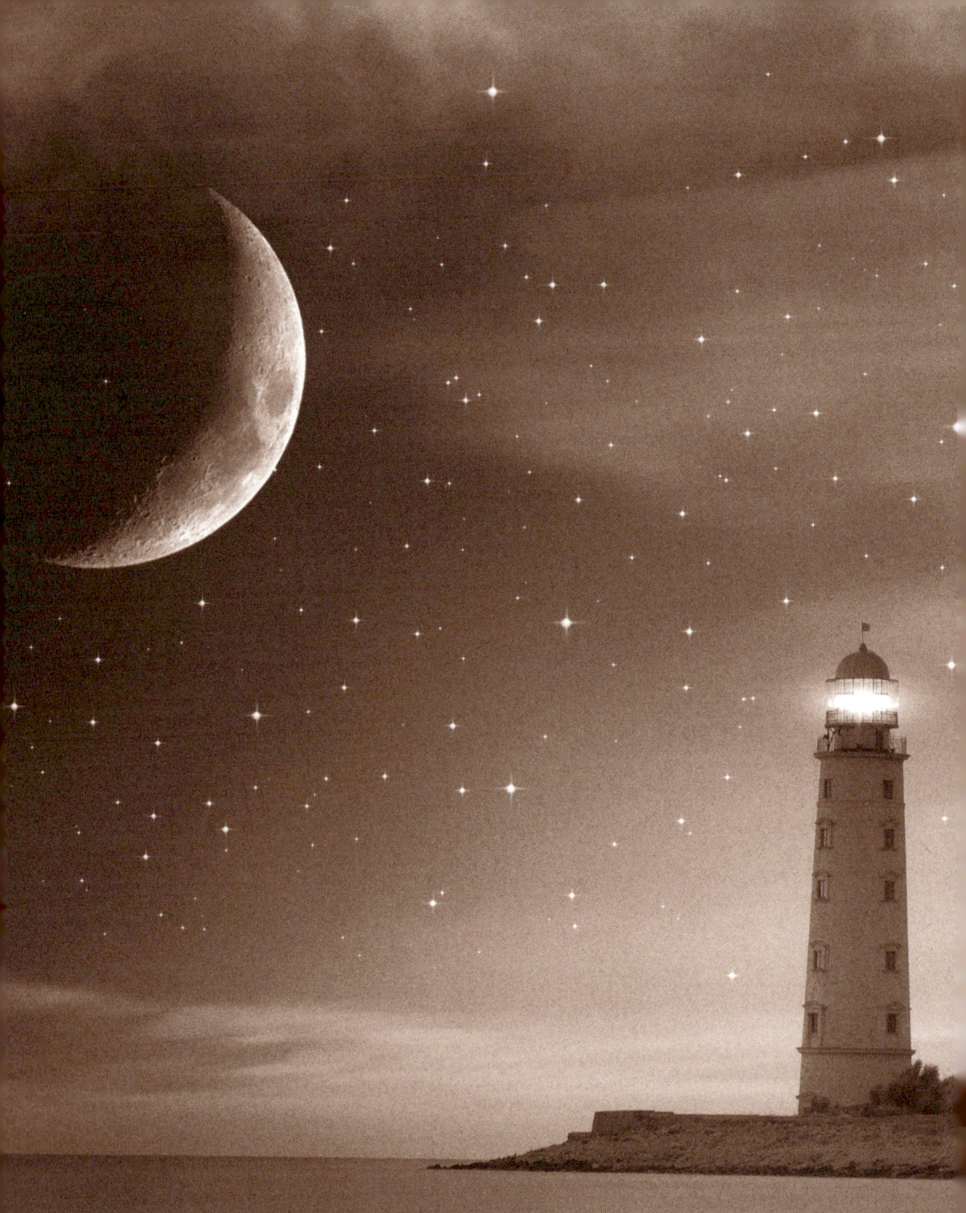

Schlaf finden

Die Phase des Leichtschlafs

Nachts wachen sie
Nachtlang
Bis das Licht anbricht,
ein Neues Licht.

WANDERUNG DURCH DIE NACHT

Nachtwanderungen gehören für Kinder zu den spannenden Erfahrungen: Nicht ins Bett müssen, wenn es eigentlich an der Zeit wäre, in den Wald gehen, dorthin, wo es dunkel und damit unheimlich ist – und erleben, dass man das gut überstehen kann, das kann zu einer wichtigen und prägenden Erfahrung werden. Die Nacht ist nicht allein zum Schlafen da – jedenfalls nicht für alle.
Die vielleicht beglückendste Erfahrung einer Nachtwanderung war für mich eine Tour quer durch die Heide auf Hiddensee. Es war noch relativ früh, als ich aufbrach. Beim Blick zurück am Waldrand entdeckte ich den ersten Stern am Himmel. Nach und nach wurde es ganz dunkel. Der Mond lugte hinter den Wolken hervor. Vollmond, geradezu silbern-gleißendes Licht, das durch die Wolken brach. Und doch war alles um mich herum grau und schwarz. Nur der Sandweg leuchtete wie ein weißes Band durch die Heide hindurch. Es war leicht und schwer zugleich, diesen Weg zu gehen. Fledermäuse huschten vorbei, eine Eule strich lautlos über die Wipfel der kleinen Bäume. Unter meinen Füßen rutschte der Sand immer wieder weg, und so musste ich sehr darauf achten, wohin ich trat. Obwohl das silberne Licht alles zu füllen schien, konnte man doch nicht sehr weit sehen. Ich war

auf meine Ohren angewiesen, und ich fühlte mich gewissermaßen in die Nacht hinein.
Oft blieb ich stehen, um mich umzusehen. Beinahe jeder Schritt öffnete neue Perspektiven. Die Bäume hoben sich anders vom Nachthimmel ab, der Weg schien sich zu verändern. Irgendetwas schreckte eine Schar Gänse auf, die schimpfend aufflogen und sich einen neuen Schlafplatz suchten.
Es war ein Stolperweg durch die Nacht. Und zugleich wurde mir bewusst, was Rilke gemeint haben könnte mit „breite dich wie ein Feierkleid über die sinnenden Dinge“. Gerade so ein Feierkleid war der Nachthimmel, der sich über die Heide wölbte und glitzernde Lichtpunkte ausschüttete wie Flitter an einem nachtschwarzen Kleid.
Die Schönheit der Nacht erwächst aus der Reduktion auf das Nötige. Mehr als das kann ich nicht tun, kann ich nicht sehen, nicht erfassen. Es führt mich dazu, mich ganz zu konzentrieren. Bei einem solchen Spaziergang füllt sich plötzlich auch das Zitat aus dem Jesajabuch neu: „Das Volk, das im Finstern wandelt, sieht ein großes Licht.“ Man könnte als Tagmensch meinen, dann sei die Nacht vorbei und alles klar und sichtbar. Aber das große Licht der Nacht, der Mond, macht es nicht taghell. Er spendet jedoch genug Licht, um einen Weg durch die Nacht finden zu können. Die Konzentration bleibt. Die Schatten sind ebenso dunkel und können bedrohlich wirken. Aber ich kann doch den Weg erkennen. Ich habe genug Orientierung, um nach Hause zu kommen.

Herr, du hast uns geschaffen, und unser Herz ist unruhig, bis es Ruhe findet in dir. Dein ist das Licht des Tages. Dein ist das Dunkel der Nacht. Das Leben ist dein und der Tod. Ich selbst bin dein und bete dich an. Lass mich ruhen in Frieden, segne den kommenden Tag und lass mich erwachen, dich zu rühmen.

Augustinus

Tipp:
Ein Schlaf-Tagebuch führen

Eigentlich geht es nicht um ein „Tage"-Buch, sondern um ein Nächte-Buch, aber das Prinzip ist das Gleiche: Führen Sie eine oder zwei Wochen Buch darüber, wie Sie schlafen. Wann gehen Sie zu Bett und wie lang dauert es ungefähr, bis Sie einschlafen? Wachen Sie nachts auf (Wann? Wie oft? Warum?) und fällt es Ihnen hinterher schwer, wieder einzuschlafen? Wann wachen Sie morgens auf? Wie viele Stunden haben Sie insgesamt geschlafen? Erinnern Sie sich an Träume? Fühlen Sie sich morgens erfrischt? Je mehr Informationen Sie sammeln, desto besser. So ein Schlaf-Tagebuch kann Ihnen dabei helfen, Probleme zu erkennen. Notieren Sie außerdem, wie viel Bewegung Sie an diesem Tag hatten, wann Sie die letzte Mahlzeit gegessen haben, wann Sie den letzten Kaffee getrunken und ob Sie Alkohol genossen haben.

Ich liebe die Nacht aus tiefster Seele, wie man seine Heimat oder seine Geliebte liebt, instinktiv, unbezwinglich … Wenn die Sonne untergeht, durchströmt mich unbestimmte Freude. Ich werde munter, werde lebhaft und je dunkler es wird, desto angeregter fühle ich mich, desto kräftiger, beweglicher, glücklicher.

Guy de Maupassant

Tipp:
Auf Koffein verzichten

Keine Sorge, ganz brauchen Sie nicht auf Koffein zu verzichten. Aber wenn Sie unter Schlafstörungen leiden, dann gilt die Faustregel: Kein Kaffee nach 15 Uhr. Dass man nicht spät am Abend noch Kaffee trinken sollte, wird den meisten Menschen einleuchten. Aber warum sollte man schon am Nachmittag damit aufhören? Der Grund ist ganz einfach: Koffein wird im Körper nur langsam abgebaut. Auch nach fünf Stunden ist immer noch die Hälfte des aufgenommenen Koffeins im Blut nachweisbar. Die stimulierende Wirkung von Koffein hält also lange an. Auch wenn man bei regelmäßigem Konsum eine gewisse Toleranz gegenüber Koffein entwickelt, so regt es doch das Zentralnervensystem an, steigert die Herzfrequenz und verringert das Schlafbedürfnis.

Die Tage werden unterschieden,
aber die Nacht hat einen einzigen Namen.

Elias Canetti

Der Himmel, groß, voll herrlicher Verhaltung,
ein Vorrat Raum, ein Übermaß von Welt.
Und wir, zu ferne für die Angestaltung,
zu nahe für die Abkehr hingestellt.

Da fällt ein Stern! Und unser Wunsch an ihn,
bestürzten Aufblicks, dringend angeschlossen:
Was ist begonnen, und was ist verflossen?
Was ist verschuldet? Und was ist verziehn?

Rainer Maria Rilke

DER SCHLAF – EINE WANDERUNG BESONDERER ART

Lange Zeit galt der Schlaf als vertane Zeit. Was nützte einem das, wenn man wie tot in seinem Bett lag? Der Philosoph Arthur Schopenhauer nannte den Schlaf den „Bruder des Todes". Zugleich war immer klar, dass der Mensch den Schlaf nicht verhindern kann. Er muss schlafen, ob er sich nun dafür entscheidet oder nicht. Der Körper, sagt man, fordert sein Recht – und setzt es auch durch, notfalls mit sanfter Gewalt. Erst die Schlafforschung der letzten Jahrzehnte hat deutlich werden lassen, wie kostbar und wesentlich die Zeit des Schlafes ist. Der Schlaf verläuft in mehreren Zyklen und innerhalb der

Schlafzyklen in drei Schlafphasen. An der Aktivität des Gehirns lassen sich Leicht-, Tief-, und Traumschlaf unterscheiden.
Im Leichtschlaf entspannen sich die Muskeln und es beginnen besondere Aktivitäten im Frontalhirn. Etwa die Hälfte der Schlafzeit verbringt man im Leichtschlaf. Es ist eine Übergangsphase, in der man vergleichsweise leicht zu wecken und dann auch schnell hellwach ist. In dieser Phase entstehen im Gehirn sogenannte Schlafspindeln. In den letzten Jahren wurde nachgewiesen, dass es eine Verbindung zwischen der Häufigkeit der Schlafspindeln und der Intelligenz gibt. Vor allem auch bei Kindern hat der Leichtschlaf einen großen Einfluss auf die Verarbeitung des Gelernten.
Auf die Phase des Leichtschlafs folgt der Tiefschlaf. Nach und nach sinkt man immer weiter in tiefe Entspannung. Der Tiefschlaf dient der Erholung des gesamten Körpers und der Stärkung des Immunsystems.
Die bekannteste Schlafphase ist wohl die REM-Phase, die Zeit, in der sich die Augen sehr schnell bewegen, der Körper insgesamt aber ruhig liegen bleibt. Die Muskulatur ist wie gelähmt in dieser Zeit. Einige Aktivitäten des Gehirns entsprechen jedoch der in der Wachzeit. Das gilt ebenso für Puls und Blutdruck. Die meisten unserer Träume erleben wir in der REM-Phase.
Durch die aktuellen Forschungen wird immer deutlicher, welches Wunder und welches Glück für die Lebewesen der Schlaf ist, nicht nur die Träume, an die man sich erinnert, nicht nur die Erholung überhaupt, sondern das gesamte System des Schlafs ist ein kleiner kostbarer Kosmos in uns, der Leben in jeder Nacht stabilisiert und erneuert.

Tipp:
Dunkelheit und Licht im Schlafzimmer
Neben dem emotionalen Zugang hat die Wahrnehmung des Lichts einen großen Einfluss auf den Schlaf. Wie dunkel ist der Raum, in dem Sie schlafen? Auch bei geschlossenen Augenlidern nimmt man Licht wahr. Das hat Einfluss auf den Melatonin-Spiegel. Dieses Hormon macht schläfrig und ermöglicht uns den Tiefschlaf. Ein Zimmer „schwarz wie die Nacht“ hilft uns, besser zu schlafen.

HEILENDER SCHLAF

Schlaf hat heilende Kräfte. In früheren Jahrhunderten nutzte man diese Kräfte bewusst als Orakelzeit. In vielen Religionen gab es den sogenannten Tempelschlaf. Auch im Christentum wurde dies genutzt. Im Iran, in der Nähe des Urmia-Sees findet sich eine armenisch-apostolische Kirche, in der unter dem Altarraum ein Raum eingerichtet ist. Offensichtlich konnte man dort, unter dem Kreuz, unter dem heiligsten Ort, geradezu am Herzen Gottes schlafen und man nahm am Morgen an der Liturgie teil. Der Segen des Morgens, der Auferstehung erreichte den Körper in der Dunkelheit durch Klang. Bis heute ist man dort von der heilenden Wirkung des Glaubens, der mir so körpernah kommt, überzeugt. Im Unterschied zu den Heilungen an heidnischen Tempeln waren die Heilungen, so ist es aus Griechenland belegt (Athen, Cosmas-und-Damian-Kirche), kostenlos.
Die Geschichte des bewussten Einsatzes des Schlafes ist aus antiken griechischen Kureinrichtungen belegt. Heilung war mit Heiligung verbunden: Über dem Eingang des Asclepius-Tempels in Epidaurus stand: „Rein muss sein, wer den weihrauchduftenden Tempel betritt, Reinheit aber heißt, Heiliges im Sinn zu

haben.“ Gesund werden war also ein Prozess, den Körper, Seele und Geist - die klassischen drei Bereiche des menschlichen Seins - durchlaufen mussten. Man schlief gegenüber dem Tempel: Die, die gesund werden wollten, die „Heilung erflehten“, schliefen sich im Bereich des Göttlichen gesund. Aus dieser Perspektive erhält auch der Vers aus Psalm 127 eine ganz andere Bedeutung: „Den Seinen gibt der Herr Schlaf“ - oder in anderer Übertragung „den Seinen gibt's der Herr im Schlaf“.
Über den Umgang mit dem Heilschlaf in Epidaurus ist die Wissenschaft gut unterrichtet. Der Ablauf war stets gleich, vermutlich über mehrere Jahrhunderte: Der Patient durchlief mehrere Reinigungsrituale, bis er in weißer Kleidung in der Schlafhalle sich dem heilenden Schlaf überlassen konnte. War der Kranke nicht transportfähig, so konnte auch ein Vertreter oder Priester den Schlaf übernehmen. Am Ende sollte die Heilung oder zumindest eine Therapieempfehlung stehen. Umstritten sind die Heilerfolge. Für die wissenschaftliche Medizin der Antike war diese Heilungsmethode wohl eher ein Grauen. Allerdings wurden auch in der klassisch wissenschaftlichen Medizin Schlaf und Traum als Zugang zu den eigenen inneren Kräften angesehen, da der Mensch durch den Traum Zugang zu den drohenden Krankheiten erhält, über die sein tiefstes Inneres, wir würden sagen der ihm unbewusste Anteil seiner selbst, bereits Bescheid weiß.
Eine wichtige Rolle spielte dabei der Traum und die Deutung des Traums.

Wie liegt im Mondenlichte
begraben nun die Welt;
wie selig ist der Friede,
der sie umfangen hält!

Die Winde müssen schweigen,
so sanft ist dieser Schein;
sie säuseln nur und weben
und schlafen endlich ein.

Und was in Tagesgluten
zur Blüte nicht erwacht,
es öffnet seine Kelche
und duftet in die Nacht.

Wie bin ich solchen Friedens
seit lange nicht gewohnt!
Sei du in meinem Leben
der liebevolle Mond!

Theodor Storm

Tipp:
Keine Elektronik im Schlafzimmer
Je weniger elektrische Geräte Sie in der Nähe des Bettes haben, desto besser. Ob Handy, PC, Fernseher oder Tablet – am besten schalten Sie diese Geräte spätestens eine halbe Stunde vor dem Schlafengehen aus. Das hilft Ihnen, auch innerlich zur Ruhe zu kommen. Elektronische Medien aktivieren die gleichen Hirnzentren wie aufputschende chemische Substanzen. Falls Sie vor dem Einschlafen noch lesen, dann am besten analog in einem Buch. Tablets wie auch Handys strahlen ein blaues Licht ab, das den Schlaf beeinträchtigen kann. Lesen Sie nichts Berufliches (E-Mails etc.) in dieser Zeit. Das würde den Wert des Stresshormons Cortisol erhöhen. Falls Sie Ihr Handy als Wecker nutzen, dann schalten Sie es zumindest in den Flugmodus.

SCHLAF IM BIBLISCHEN KONTEXT

Im Studium lernte ich das hebräische Wort für „schlafen“ auch beinahe im Schlaf: Es klingt nach dem Deutschen „ja, schön“ – jāšen. Sechzehn Mal wird das Wort in der hebräischen Bibel verwendet. Das Substantiv tritt 23 Mal auf. Nicht viel für ein so dickes Buch, möchte man meinen.
Interessant ist die Weite der Bedeutung, die sich mit dem Bereich des Schlafs im biblischen Kontext verbindet: Schlafen verbindet sich mit der Bedeutung „stille sein“, weitet sich aber im Bereich des „Alt Werdens“ zum „Zur Ruhe Kommen“. Wer sich niederlegt, schlummert nicht nur bewahrt in der Nacht, er ist auch ohnmächtig, schläfrig oder träge. Stillesein, schlafen rückt den Menschen in die Todesnähe. Zugleich liegt im Sichüberlassen an

Gott ein Grundvertrauen, das kaum überboten werden kann. In Psalm 4 heißt es: „Ich liege und schlafe ganz mit Frieden; denn allein du, HERR, hilfst mir, dass ich sicher wohne." Gott schenkt sich und schenkt das Nötige für das Leben im Schlaf. – Und doch soll man den Schlaf nicht zu sehr lieben. Denn, wie bereits gesagt, er kann zu Trägheit verführen und so daran schuld sein, dass man Gott selbst verliert – mindestens aber die finanzielle Lebensgrundlage. Guter Schlaf ist ein Geschenk Gottes, übertriebene Schlafliebe und unablässige Schläfrigkeit eine Gefährdung des Lebens.
Ein besonderer Bereich ist die Frage nach dem Schlaf Gottes. Bereits in der Schöpfungserzählung gehört die Ruhe am siebenten Tag zu den Geschenken Gottes. Und auch Gott selbst pflegt diese Ruhe. Aber schläft er auch? Das bleibt im biblischen Kontext offen. Gott wurde immer wieder auch als der Ferne erlebt, der geweckt werden muss, ein Gott, der manchmal nicht spürbar, tatenlos ist. Der dunkle Gott, der Gott hinter der Wolke, der abwesende Gott – immer wieder verzweifeln Menschen daran, dass Gott offensichtlich nicht funktioniert, nicht immer verfügbar ist.
Martin Luther rät dazu, in Zeiten dieser Erfahrung zum nahen, zum „wachen", offenbaren Anteil Gottes zu fliehen und ihm das zu sagen, was jetzt wichtig ist. In der griechischen Bibel wecken die Freunde Jesus auf und machen ihm deutlich, dass sie jetzt und sofort seine Zuwendung brauchen – und bleiben nicht allein. An anderen Stellen wird das Schlafen Gottes als undenkbar abgewiesen: In Psalm 121 wird dem Menschen zugesagt, dass Gott selbst nicht schläft, dass er nicht einmal schlummert. Er bleibt der, der behütet und bewacht. Und dennoch lässt er für den Menschen und auch für sich selbst eine „Ruhe übrig". Man kann also geradezu eine Theologie des guten Ausruhens entwickeln – zwischen entspanntem Schlafen und sinnvoller Anspannung. Eine Unterscheidung zwischen dem, was zum Leben hilft,

und dem, was mich träge, unlustig, faul und unfähig macht, mit Energie und Freude mein Leben zu gestalten.
Darüber hinaus ist die Nacht für die Bibel ein heiliger Raum. Gott ruft den Menschen in dieser Stille – und manchmal beruft er ihn auch, wie Elia. In Traumgesichten und Visionen weist er ihn in eine neue Aufgabe ein, wie Jesaja, Ezechiel oder Daniel. Gott lässt den Menschen eine neue Zeit unter neuen Bedingungen träumen, wie Petrus. Die heilige Nacht ist auch die Zeit der heiligen Träumer.
Viele dieser „Träumer" sind auch heute noch gut bekannt: Die Karriere Josephs, der nach Ägypten verschleppt und dort zum Retter seiner Familie wird, beginnt und entwickelt sich durch die Deutung von Träumen, eigenen und die anderer. Er muss lernen, darin das Handeln Gottes zu sehen und nicht sein Ego darin zu spiegeln. Joseph, der Ziehvater Jesu, lässt sich von einem Boten Gottes im Traum überzeugen, Maria nicht zu verlassen.

Wenn der HERR nicht das Haus baut,
so arbeiten umsonst, die daran bauen.
Wenn der HERR nicht die Stadt behütet,
so wacht der Wächter umsonst.
Es ist umsonst, dass ihr früh aufsteht
und hernach lange sitzet und esset
euer Brot mit Sorgen;
denn seinen Freunden gibt er es im Schlaf.

Psalm 127,1.2

Tipp:

Die optimale Temperatur

Die optimale Temperatur im Schlafzimmer ist individuell verschieden, liegt aber grob gesagt zwischen 15 und 20 Grad Celsius. Nachts haben wir es lieber etwas kühler, weil der Körper im Schlaf seine Temperatur um etwa 1 Grad absenkt. Damit verlangsamen sich auch die Stoffwechselprozesse, was für einen erholsamen Schlaf wichtig ist. Wenn Sie nachts oder morgens schweißgebadet aufwachen, dann ist Ihr Schlafzimmer zu warm oder die Decke zu dick. Manche Menschen kennen das Problem der kalten Füße: Wenn die Füße beim Zubettgehen kalt sind, werden sie von selbst nicht warm und man kann nicht einschlafen, auch wenn man sehr müde ist. Am besten wärmen Sie in solchen Fällen die Füße in warmem Wasser auf und ziehen eventuell anschließend Socken über, die Sie im Laufe der Nacht, wenn die Füße zu warm werden, leicht wieder abstreifen können.

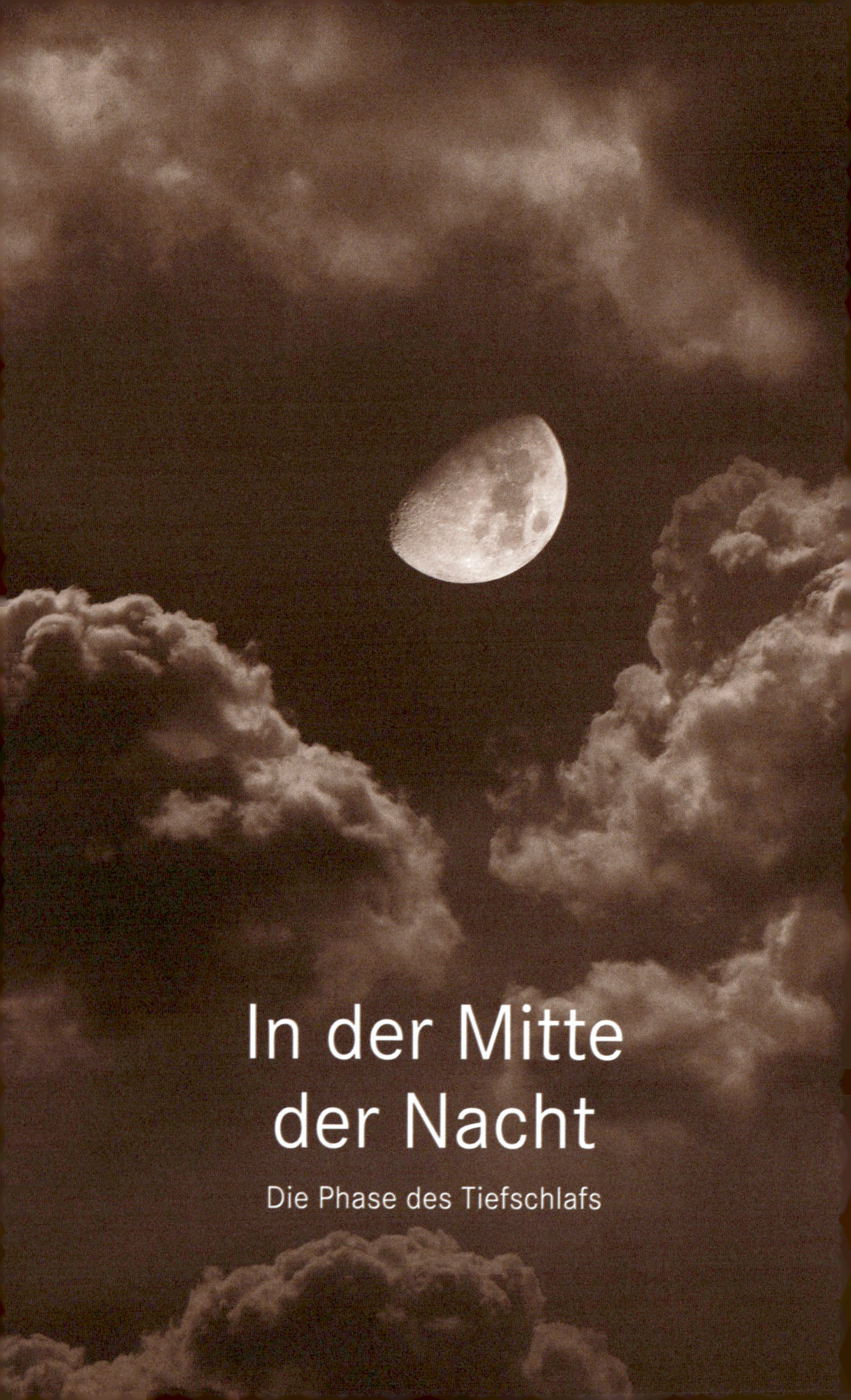

In der Mitte der Nacht

Die Phase des Tiefschlafs

Mitten in der Nacht breche ich auf.
Der Schlaf hält mich nicht fest.

Mitten in der Nacht erhebe ich mich,
um der Stille zu lauschen, die noch ist.

In der Mitte der Nacht
kommen die Gedanken der Nacht.
Der Schlaf hält sie nicht mehr fest.

In der Mitte der Nacht erhebt sich
das Nachtleben in mir
als Geschenk der Gnade.

NACHTWACHEN

Um in tiefen Schlaf fallen zu können, muss man sich sicher fühlen. Wer achtet in der Nacht auf die Sicherheit? Das war zu allen Zeiten eine Frage, die mal mit mehr, mal mit weniger Besorgnis gestellt wurde. Die Aufgabe, die heute Bewegungsmelder und Kameras übernehmen, wurde bereits im Römischen Reich durch Nachtwachen ausgeübt. Sie sorgten einerseits für einen gesicherten Schlaf, ermöglichten andererseits auch eine Zeitorientierung. Die Sonne, der wichtigste Taktgeber, war unsichtbar, aber die Sterne wiesen den Weg und die Zeit durch die Nacht. Die Nachtwache bezeichnete eine Schutzmannschaft, die für die

Sicherheit in der Nacht verantwortlich war. Die Zeit der Wache war in mehrere Abschnitte unterteilt. Diese unterschieden sich voneinander. Der Beginn der Nacht und der Beginn des Morgens waren von besonderer Bedeutung. Die Zwischenzeiten variierten. Die Römer unterteilten die Nacht in vier Wachabschnitte: Abend, Mitternacht, Hahnenschrei und Morgen. Diese Nachtwachen, die Vigilien, übernahm die Alte Kirche und lud nachts zum Gebet. Jedes Nachtgebet hat ein eigenes Thema. Es nimmt den jeweiligen Zeitraum der Nacht und die Gefühle, die sich damit verknüpfen, auf und verbindet sie mit biblischen Geschichten.
Am Abend, zur ersten Nachtwache steht die enge Beziehung zwischen Gott und dem Menschen im Vordergrund: Gott ist vertraut mit dem Menschen. Sie begegnen einander im Paradies. Und Gott kommt den Menschen wieder nah, so wie es die Jünger aus Emmaus erleben. Und noch am Abend brechen sie auf und laufen zurück nach Jerusalem: Die Welt kann heil werden. Die Last des Tages kann zurückbleiben. Gott bleibt nah mit seinem Frieden.
Der erste Tiefschlaf vor Mitternacht wird auch in der heutigen Schlafforschung als bedeutend für eine gute Erholung des gesamten Körpers, des gesamten Nervensystems angesehen. Das gewohnte Leben bleibt vor der verschlossenen Tür. Der Mensch ist wie tot. Und doch sammeln sich gerade jetzt in ihm die Kräfte für ein neues Leben. Diese Themen spiegeln sich auch im Gebet der zweiten Nachtwache, der Mitternacht: Der Mensch wird gestärkt und ist bedroht, weil er im Tiefschlaf völlig wehrlos ist. Es ist die Zeit der Diebe, der seelischen und der realen. Deshalb gehört zu dieser Gebetszeit das Abendgebet Davids aus Psalm 4: „Erhöre mich, wenn ich rufe ... (denn:) Ich liege und schlafe ganz mit Frieden; denn allein du, HERR, hilfst mir, dass ich sicher wohne“ (Übersetzung nach Dr. Martin Luther).
Wohl jeder kennt das Grübeln bei Nacht. Gedankenschleifen, die sich erneuern und aus denen es in diesem Moment scheinbar keinen Ausweg gibt. Es ist die Zeit des „Hahnenschreis“, die Zeit

des Vergehens, des Verrats. Es ist die Zeit, zu der – statistisch gesehen – die meisten Menschen sterben. Offensichtlich sind in dieser Zeit der Entspannung die Lebenskräfte im Menschen am schwächsten. So steht diese Nachtwache auch biblisch für die Erfahrung von Scheitern und Schuld: Judas verrät Jesus mit einem Kuss, Petrus leugnet, Jesus zu kennen. Verzweifelt rennen die Menschen zum Nachtwächter und fragen: „Hüter, ist die Nacht bald hin?" Immer wieder lässt Mendelssohn diese Frage in seinem „Lobgesang" stellen. Und es ist beinahe unerträglich, wie lange der Hüter die Menschen abweist und ihnen nichts anderes anbietet als das Wiederkommen.
Dann endlich wird es Morgen. „Die Nacht ist vergangen. Der Tag hat begonnen." Das Morgengebet ist ein Gebet des Durchbruchs durch alle Angst und Verzweiflung, durch all das, was das Leben infrage stellt. Die Schöpfung beginnt neu wie am ersten Tag. Und der Mensch ersteht auf. Der Schlafende wird geweckt und beginnt den Tag. Er wird herausgerissen wie Petrus aus dem Versinken und tritt in eine neue Wirklichkeit ein.
Die Abstände zwischen den Gebetszeiten variierten. Es wurde und wird nur in einigen Klöstern durchgängig das beständige Nachtgebet gepflegt. Möglicherweise war dies vor der Erfindung der Uhr, und vor allem bevor man die Nacht durch künstliches Licht zum Tag machte, weniger problematisch, als es heute erscheint. Auch wenn rein physiologisch nicht nachweisbar ist, dass der Mensch auf längere Schlafpausen angelegt ist, schlief man doch nicht zehn Stunden durch. Es gab Wachzeiten, die weniger stark als heute als Last empfunden wurden – auch wenn es das Grübeln in der Nacht immer schon gab. Doch die Nacht mit ihren Wachzeiten gilt nicht ohne Grund als ein besonderer Raum der Liebe, aber auch der Begegnung und des Gesprächs. Dafür steht in der griechischen Bibel das Gespräch zwischen Jesus und Nikodemus. Möglicherweise orientierte sich die Alte Kirche auch an solchen als natürlich empfundenen Wachzeiten.

Darum schuf Gott Tag und Nacht, damit wir nicht im Grenzenlosen wanderten, sondern am Morgen schon das Ziel des Abends vor uns sähen.

Dietrich Bonhoeffer

Tipp:
Pflanzliche Schlafmittel
Wenn nichts anderes hilft und Sie doch ein Schlafmittel nehmen wollen, dann seien Sie vorsichtig mit verschreibungspflichtigen Medikamenten. Auch wenn sie kurzfristig helfen, können sie abhängig machen, ihre Wirkung verlieren oder sogar schlaftoxisch wirken, also Sie am Schlafen hindern. Eine gute Alternative sind pflanzliche Schlafmittel. Sie sind frei von Nebenwirkungen. Besonders Baldrian fördert den Schlaf, aber auch Hopfen, Melisse, Lavendel und Passionsblume. Es gibt pflanzliche Medikamente, die mehrere dieser Pflanzen kombinieren. Achten Sie bei Ihrer Wahl darauf, dass Baldrian unbedingt dabei ist!
Übrigens: Da auch Rituale beim Einschlafen helfen, könnten Sie den abendlichen Baldrian- oder Melissentee zu Ihrem Ritual vor dem Schlafengehen machen.

ENGELWACHE

Je weiter sich die Erde in den Schatten der Sonne dreht, umso dunkler ist die Nacht. Ohne es beeinflussen zu können, fallen wir in diesen Schatten hinein. Er kommt über uns, nimmt uns ganz ein, umhüllt uns aber auch. Damit ist beides verbunden: Bedrohung und Konzentration auf das Wesentliche, die Angst davor, dass sich die Wahrnehmung so sehr verändert. Wir verlassen uns am Tag vor allem auf unsere Augen. Sie zeigen uns die Oberfläche der Welt. Nachts sind wir stärker auf das Hören, die Tiefendimension der Wahrnehmung, angewiesen. Das Gehör kann sehr viel besser als das Auge Entfernungen erfassen, auch wenn uns das als „Augenmenschen“ oft kaum bewusst ist. Insofern verbindet mich die Veränderung der Wahrnehmung mit der Tiefe, auch mit meiner eigenen. Diese Ambivalenz von Konzentration und Bedrohung findet sich in vielen Liedern und Gedichten, aber auch in Prosatexten.

Wenn ich Erholung finden will, so brauche ich in mir die Fähigkeit, mich dem Schlaf zu überlassen. Im Nachtgebet heißt es: „Bewahre uns, o Herr, wenn wir wachen, behüte uns, wenn wir schlafen, auf dass wir wachen mit Christus und ruhen in Frieden.“ Im Mittelalter wurde dieses Sich-Überlassen auch mit der Bitte an Gottes gute bewahrende Kraft verbunden. Nicht nur Martin Luther nahm dies in seine Gebete auf. Die Sehnsucht nach Wächtern, die sich freundlich und liebevoll um mein Bett versammeln mögen, um mich vor all dem zu bewahren, was in dieser konkreten Nacht an Bedrohung möglich wäre, hat sich bis heute erhalten. Eines der bekanntesten Gebete ist wohl das Volkslied aus „Des Knaben Wunderhorn“, das Engelbert Humperdinck in seiner Märchenoper „Hänsel und Gretel“ vertonte: „Abends wenn ich schlafen geh, vierzehn Engel bei mir stehn, zwey zu meiner Rechten, zwey zu meiner Linken, zwey zu meinen Häupten, zwey zu meinen Füßen, zwey, die mich decken, zwey, die mich wecken, zwey, die mich weisen in das himmlische Paradeischen.“ Der Text, den Achim von Arnim und Clemens Brentano zitieren, ist wohl mittelalterlichen Ursprungs. Seine Geschichte kann bis in das 16. Jahrhundert zurückverfolgt werden. Zunächst war es wohl weder Kinderlied noch ein Abendgebet, sondern entstand im Umfeld des Sterbens. Diese ursprüngliche Bedeutung hat sich völlig verloren. Aber man spürt dennoch im Text noch immer das Wissen um die Sorgen, die mit dem Schlafen verbunden sein können. Es schläft sich nicht leicht. Darum brauchen Menschen das Vertrauen, dass sie trotz allem beschützt durch die Nacht gehen, auch wenn sie sich selbst dem Dunkel überlassen. Die Zahl Vierzehn ist kein Zufall. Sie rückt das Abendgebet in die Nähe der Vierzehn Nothelfer, der vierzehn Heiligen, die man im Mittelalter gern anrief. Sie waren gewissermaßen ein „himmlisches Versicherungspaket". Die Anzahl ist symbolisch: Die heilige Zahl Sieben wurde verdoppelt. Vor allem im 13. und 14. Jahrhundert, als die Pest in Europa wütete, wuchs ihre Bedeutung. Die Nacht nicht allein verbringen zu müssen, sondern im Schutz von fürbittenden Kräften, kann auch heute eine Entlastung sein.

Ich wandre durch die stille Nacht,
da schleicht der Mond so heimlich sacht
oft aus der dunklen Wolkenhülle,
und hin und her im Tal
erwacht die Nachtigall,
dann wieder alles grau und stille.

O wunderbarer Nachtgesang:
Von fern im Land der Ströme Gang,
leis Schauern in den dunklen Bäumen –
wirrst die Gedanken mir,
mein irres Singen hier
ist wie ein Rufen nur aus Träumen.

Joseph Freiherr von Eichendorff

Tipp:
Ungestörte Nachtruhe

Damit Sie nachts gut durchschlafen können, ist Ruhe nötig. Allerdings schläft unser Gehör nicht, ja, unser Gehörsinn ist sogar besser, wenn wir schlafen, sodass uns auch relativ leise Geräusche aufwecken können. Was unserem Schutz dient, kann aber den Schlaf verhindern. Falls Ihre Nachtruhe durch Geräusche wie Straßenlärm, laute Nachbarn oder einen schnarchenden Partner gestört ist, versuchen Sie es mit Ohrenstöpseln! Falls diese nicht helfen, könnten Sie störende Geräusche durch sogenanntes weißes Rauschen eliminieren. Das ist ein gleichmäßiges Hintergrundgeräusch, das den Lärm überlagert, also gleichsam verschluckt. Störgeräusche werden nämlich subjektiv als weniger laut und störend empfunden, wenn man sie mit weißem Rauschen überlagert. Dieses weiße Rauschen klingt wie rieselnder Sand und erinnert entfernt auch an Wasserrauschen. Es gibt Apps und Geräte, die dieses Rauschen produzieren. Sie können aber auch ein anderes für Sie angenehmes Hintergrundgeräusch ausprobieren. Naturgeräusche bieten sich hier an: Wind, rauschende Baumwipfel, fließendes Wasser o.ä.

Das Licht der Herrlichkeit
scheint mitten in der Nacht.
Wer kann es sehn?
Ein Herz, das Augen hat und wacht.

Angelus Silesius

NÄCHTLICHE BEGEGNUNGEN

Den Segen hat er sich erkauft. Nun muss er fliehen. Jakob, das Schlitzohr, muss sich im Schatten der Nacht auf den Weg in eine ungewisse Zukunft machen, denn sein Bruder ist wenig erfreut darüber, wie sich Jakob den Segen des Vaters erschlichen hat. Jakob, der Nachtmensch.

Und Jakob flieht, weg nur weg aus Beerscheba, weg, weit weg. Weg von seinem Bruder, seinem Vater. Dorthin, wo die Mutter ihn hinschickt. Unterschlüpfen in der Ferne und überleben. Haran erreichen. Irgendwie.

Irgendwo auf dem Weg ist seine Kraft zu Ende. Es ist Nacht. Irgendwo am Wegrand bleibt er über Nacht, denn die Sonne war untergegangen. Der hohe dunkle Himmel erhebt sich über ihm. Die Sterne der Wüste funkeln. Der Boden ist hart. Aber er trägt ihn. Ihn, den windigen Gesellen.

Und er nimmt einen Stein von der Stätte und legt ihn zu seinen Häupten und legte sich an der Stätte schlafen. Und ihm träumt: Und siehe, eine Leiter stand auf Erden, die rührte mit der Spitze an den Himmel, und siehe, die Engel Gottes stiegen daran auf und nieder. Und der Gott stand oben darauf und sprach: Ich bin der HERR, der Gott deines Vaters Abraham, und Isaaks Gott; das Land, darauf du liegst, will ich dir und deinen Nachkommen geben. Und dein Geschlecht soll werden wie der Staub auf Erden, und du sollst ausgebreitet werden gegen Westen und Osten, Norden und Süden, und durch dich und deine Nachkommen sollen alle Geschlechter auf Erden gesegnet werden. Und siehe, ich bin mit dir und will dich behüten, wo du hinziehst, und will dich wieder herbringen in dies Land. Denn ich will dich nicht verlassen, bis ich alles tue, was ich dir zugesagt habe.

Als nun Jakob von seinem Schlaf aufwachte, sprach er: Fürwahr, der HERR ist an dieser Stätte, und ich wusste es nicht! Und er fürchtete sich und sprach: Wie heilig ist diese Stätte! Hier ist

nichts anderes als Gottes Haus, und hier ist die Pforte des Himmels.
So erzählt die Hebräische Bibel von der nächtlichen Flucht Jakobs. Die Nacht ist eine Zeit des Schlafes, aber auch des Wachens und der Begegnung mit Gott. Oft so, dass man erstaunt ist, wo dieser Gott sich überall aufhält, man möchte fast sagen herumtreibt. Jakob erlebt in der Nacht eine intensive und heilsame Nähe Gottes, die ihn überwältigt. Er erlebt Gott dort, wo er vollkommen schutzlos und ausgeliefert sich nur noch dem Schlaf überlassen kann. Alle Sinne sind, so stelle ich es mir vor, bis aufs Äußerste angespannt – und doch fordert der Schlaf sein Recht. Gottes Nähe mitten in dieser Nacht? Was für eine Erfahrung!
Dass diese Erfahrungen in der Zeit der Dunkelheit intensiver sind, mag auch an den Hormonen Noradrenalin und Serotonin liegen – oder besser daran, dass sie deutlich weniger im Einsatz sind. Das erschwert das logische Denken. Wir sind insgesamt risikobereiter, aber auch näher am Existentiellen. Kurz gesagt: Das analytische Denken, der Verstand sind weit weniger in der Lage, der Fantasie Einhalt zu gebieten, als am Tag. Fantasie und Kreativität öffnen in solch einer Situation unter Umständen neue Welten. Sie sind nicht einfach Hirngespinste. Es ist gut, dass sich diese Welt gerade in unserer Zeit, in der vieles kontrolliert, abgesichert und durch logische Begründungen erklärt wird, einen Raum verschafft. Es kann, wie die Geschichte Jakobs zeigt, mich so ergreifen, dass mein Leben davon neu gestaltet wird, dass ich fähig bin, mein Leben wirklich zu leben – mit allen Abwegen, Höhen und Tiefen.
Rainer Maria Rilke besang die Nacht in immer neuen Gedichten und sah in ihr geradezu seinen Herkunftsort: „Oh, Dunkelheit, aus der ich stamme.“ Wie in allem, so hat diese Seite der Nacht in uns ihre Ambivalenz: Sie wird zur Quelle neuer Gedanken, neuen Seins in uns – und sie führt den Menschen in nächtliche Grübeleien. Es gibt zahlreiche Künstler, die ihre Werke geträumt

haben: Paul McCartney träumte „Yesterday“. Er erzählt davon noch Jahre später mit großem Staunen. Er sei, sagt er, am Morgen aufgewacht, habe sich an den Flügel gesetzt, und es seien Töne da gewesen. Woher, das konnte er sich nicht erklären. Sie waren einfach da. Er spielte sie auf den Klavier. Eine Melodie entstand. Sie gefiel ihm. Aber er konnte sich nicht vorstellen, dass er das komponiert hatte. Die Melodie war ein Geschenk des Traums – und doch von ihm so aufgeschrieben, fixiert und damit komponiert. Heute gehört sie zu den bekanntesten Melodien der Beatles. Ähnliches berichtet Rio Reiser. Als er am Ende eines Konzertes „Der Traum ist aus“ als Zugabe spielt, erzählt er von der Entstehung des Liedes: Er sei Anfang der 70er Jahre eines Tages aufgewacht, habe sich ans Klavier gesetzt und habe dieses Lied geschrieben. Und das merkwürdige sei, sagt er, dass dieses Lied „nicht älter wird“. Aus der Tiefe des Unterbewusstseins – oder auch aus dem, was Gott in uns ist, tief verborgen – wird das neue Sein, die Zukunft, das Vertrauen in das, was ich mir am Tag nicht einmal vorstellen konnte. Gott ist an dieser Stelle – und ich wusste es nicht.

Die Nacht ist auch eine Zeit der intensiven Gottesnähe. Wohl kaum ein anderer hat das so eindringlich besungen und gelebt wie Johannes vom Kreuz:

In Nacht an Sternen bloß,
von Liebesdrang glühend zum Ziel gerichtet
– o wunderseliges Los! – ,
entging ich ungesichtet,
mein Haus in Stille lassend, tiefbeschwichtet.

Tief in des Dunkels Schoß,
verborgene Stufen längs, vermummt, umdichtet
– o wunderseliges Los! –
nachts, jedem Blick vernichtet,
mein Haus in Stille lassend, tief beschwichtet!

Geheim, in Zauberringen
der Dunkelheit, wo mich kein Blick erkannte,
wo ich nichts sah von Dingen
und nichts mir Strahlen sandte
als jenes Leitlicht, das im Herzen brannte!

Das lenkte mich, das brachte
mich besser als der Tag, der grell durchblaute,
zum Ziel, wo meiner harrte
er, der zutiefst Vertraute –
zum Ziel, wo ich nichts Scheinbares erschaute.

O Nacht, du holdgesinnte,
o Nacht, die holder als das Frührot wachte:
o Nacht, die mich Geminnte
zu dem Geminnten brachte,
die mich Geminnte zum Geminnten machte!

Johannes vom Kreuz

Tipp:
Schlaffördernde Lebensmittel
So wie Alkohol oder Koffein den Schlaf beeinträchtigen, so gibt es tatsächlich auch einige Lebensmittel, die den Schlaf befördern. Dass etwa die sprichwörtliche heiße Milch mit Honig für guten Schlaf sorgt, ist kein Aberglauben! Verantwortlich dafür ist das in der Milch enthaltene Tryptophan, das übrigens auch in großen Mengen in Mandelmilch vorkommt – eine gute Nachricht für Menschen mit Laktoseintoleranz! Rote Weintrauben enthalten das Schlafhormon Melatonin. Auch Nüsse und Mandeln, Bananen sowie Avocados fördern den Schlaf durch ihren Gehalt an Tryptophan, Serotonin bzw. Vitamin B6, das ebenfalls den Schlaf begünstigt.

Erhöre mich, wenn ich rufe, Gott meiner Gerechtigkeit, der du mich tröstest in Angst; sei mir gnädig und erhöre mein Gebet! … Viele sagen: „Wer wird uns Gutes sehen lassen?“ HERR, lass leuchten über uns das Licht deines Antlitzes! Du erfreust mein Herz mehr als zur Zeit, da es Korn und Wein gibt in Fülle. Ich liege und schlafe ganz mit Frieden; denn allein du, HERR, hilfst mir, dass ich sicher wohne.

Psalm 4,2.7-9

BESONDERE NÄCHTE

Es ist nicht verwunderlich, dass die Nacht als eine Zeit der Spiritualität und Gottesnähe auch eine Zeit religiöser Feste wurde. Dabei spielt die starke Ambivalenz zwischen dem positiv gedeuteten Licht des Tages und der Bedrohung durch die Finsternis eine wichtige Rolle. Besondere Bedeutung haben in unserem Kulturkreis die Solstitien, also die Zeiten, in denen die Dunkelheit bzw. die Helligkeit am längsten währen.

Um die Wintersonnenwende gruppieren sich sehr viele Feste. In allen europäischen Ländern haben das Weihnachtsfest und die Adventszeit eine besondere Bedeutung. Sie werden immer mit der Symbolik von Licht und Finsternis verbunden. Die Fülle an Symbolen zwischen Licht und Finsternis, die Bräuche, die die Nächte und Tage prägen, die Vorfreude auf das Licht, das neue Hoffnung bringt, auf Gott selbst, sind nicht in wenigen Worten zu erfassen.

Vorgeprägt wurde die heutige Vorstellung für unseren Kulturraum von den Germanen und Skandinaviern, die um die Zeit der Wintersonnenwende, in der Julzeit das Ende der Zeiten und den Neubeginn feierten: Die Wilde Jagd, eine Art sagenhafter Geisterzug, hetzt durch die Nacht, das Totenschiff Naglfar aus der nordischen Mythologie tritt aus der Schattenwelt heraus und fährt über die Erde. Es ist eine Zeit des Kampfes zwischen Gut und Böse, Licht und Dunkelheit, zwischen den Mächten des Chaos und der Neuordnung. Die Chaosmächte müssen gebändigt werden, damit das Licht, die neue Ordnung sich durchsetzen kann. Dieser Zeit existentieller Bedrohung, dieser Zeit der Finsternis begegnet man mit dem Licht.

Nach alten Kalendern ließen sich die Nächte am Ende des Jahres nur schwer zuordnen. Gehörten sie schon zum neuen oder noch zum alten? Man nannte sie die „Übriggebliebenen“. In den hellenistischen Religionen wurden sie zu den Geburtsnächten

elementarer Gottheiten. Für die Germanen und die Kelten waren die zwölf Nächte, die nicht recht zum Sonnenjahr oder Mondjahr zuordenbar waren, heilige Nächte. Es waren zwölf Tage außerhalb der Zeit, raue Winternächte, Raunächte. Da sie weder ganz zum alten Jahr noch ganz zum neuen gehörten, galten sie als Nächte, in denen man gut in das Neue hineinlauschen und das Neue vorauserlauschen konnte. Deshalb wurden sie auch „Losnächte" genannt. Andererseits waren es auch Nächte, in denen der Teufel los war, Freinächte des Bösen.
Auch die Walpurgisnacht und die Fastnacht gehörten zu den Nächten, in denen das Böse einen Freiraum erhält. Die Sommersonnenwende war durch viele Bräuche geprägt, die sich zum Teil bis heute in der Tradition des Johannestages mit Johannisfeuer und nächtlichem Tanz erhalten haben.
Die Nacht auf diese Weise spirituell zu deuten hilft, sich im Jahr heimisch zu fühlen, und fördert insofern auch den Schlaf. Wer mit seinen Träumen und Sehnsüchten, mit seinen Hoffnungen und seinen Grenzen im eigenen Leben und in der Zeit, die ihm gegeben ist, Raum findet, kann sich leichter dem überlassen, was zwischen Nacht und Tag geschehen mag. Die Erfahrung der Nacht und des Schlafes braucht die Deutung des Festes. Und der Mensch, der „in Frieden ruhen will", bringt seine Deutung in die Gestaltung der Feste ein. Vor allem in der Weihnachtszeit und den Rauhnächten spüren wir auch in Mitteleuropa noch die Kraft, die darin liegt.

Vergiss, vergiss, und lass uns jetzt nur dies
erleben, wie die Sterne durch geklärten
Nachthimmel dringen, wie der Mond die Gärten
voll übersteigt. Wir fühlten längst schon, wie's
spiegelnder wird im Dunkeln; wie ein Schein
entsteht, ein weißer Schatten in dem Glanz
der Dunkelheit. Nun aber lass uns ganz
hinübertreten in die Welt hinein
die monden ist.

Rainer Maria Rilke

Tipp:
Lichtquellen vermeiden

Dass wir bei Dunkelheit besser schlafen, als wenn noch irgendwo ein Licht blinkt, scheint eine Binsenweisheit zu sein. Doch warum ist das so? Licht regt die Cortisol-Produktion an, ein Hormon, das wach macht. Achten Sie deswegen darauf, dass möglichst keine Geräte in Ihrem Schlafzimmer Licht ausstrahlen. Auch ein kleines Standby-Licht kann stören. Wenn Sie nachts kurz aufwachen, weil Sie zur Toilette müssen, dann machen Sie nach Möglichkeit kein Licht! So verhindern Sie, dass der Körper signalisiert: Es ist Zeit aufzustehen. Am besten achten Sie schon vor dem Schlafengehen darauf, dass der Weg zum Badezimmer frei ist, Sie über nichts stolpern können und Sie so den Weg auch im Dunkeln problemlos gehen können.

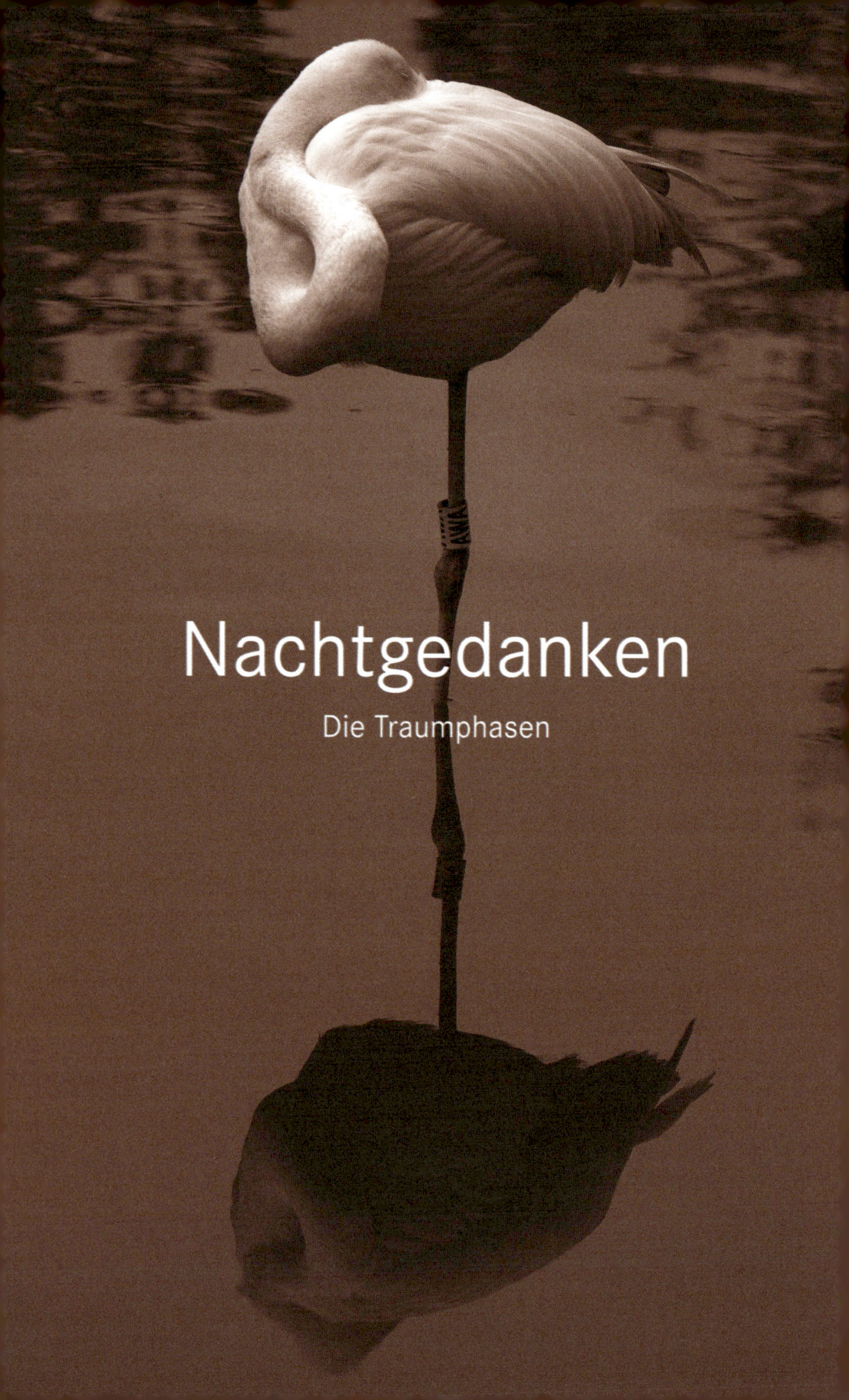

Nachtgedanken

Die Traumphasen

Nach jenem Regen
Als die Tropfen
Wie Kristalle leuchteten
In jener Nacht
Als selbst das Licht
Das Geheimnis bewahrte
Sang dieser Stern
Und deine Stimme klang neu
In jener Nacht.

JAKOBS KAMPF AM JABBOK

Jahre sind vergangen: Jakob kehrt zurück, zurück nach Beerscheba, in die alte Heimat. Was aber wird ihn erwarten? Wie wird sein Bruder Esau reagieren? Ist es möglich, die alte Schuld hinter sich zu lassen? Können sie miteinander leben? Nächtliche Gedanken treiben Jakob um. Er kann es nicht aushalten. Nicht die Angst um sich, um seine Familie – und nicht die Sorge um das, wie er dem allen begegnen kann. Also greift er wieder zu dem, was ihm vertraut ist: der List:
„Und Jakob stand auf in der Nacht und nahm seine beiden Frauen und die beiden Mägde und seine elf Söhne und zog durch die Furt des Jabbok. Er nahm sie und führte sie durch den Fluss, sodass hinüberkam, was er hatte.
Jakob aber blieb allein zurück. Da rang einer mit ihm, bis die Morgenröte anbrach. Und als er sah, dass er ihn nicht übermochte, rührte er an das Gelenk seiner Hüfte, und das Gelenk

der Hüfte Jakobs wurde über dem Ringen mit ihm verrenkt. Und er sprach: Lass mich gehen, denn die Morgenröte bricht an. Aber Jakob antwortete: Ich lasse dich nicht, du segnest mich denn.
Er sprach: Wie heißt du? Er antwortete: Jakob.
Er sprach: Du sollst nicht mehr Jakob heißen, sondern Israel; denn du hast mit Gott und mit Menschen gekämpft und hast gewonnen. [...] Und er segnete ihn daselbst." (Gen 32,23–30)
Es ist eine merkwürdige Geschichte, die Geschichte von der Rückkehr Jakobs in seine Heimat. Scheinbar hat er in all den Jahren, in denen er fern der Heimat war, nicht viel gelernt. Noch immer setzt er eher auf List und Taktik als auf Vertrauen. Und in dieser Nacht steht noch einmal alles gegen ihn auf. Liefert er seine Familie, alles, was ihm etwas wert ist, der Ungewissheit und der Gefahr aus? Oder bleibt er allein zurück, um in dieser Nacht mit sich und Gott auszumachen, auszuringen, was von all den Konflikten, Schmerzen, Irrwegen und faszinierenden Möglichkeiten ihm jetzt geblieben ist. Was gilt es auszufechten in dieser Nacht?
Wer über die Ambivalenz der Nacht spricht, kommt um die Nachtgedanken, ihre Last und ihre Aussichtslosigkeit nicht herum. Sie drehen sich um sich selbst und scheinen weder Anfang noch Ende zu haben. Sie lassen kaum etwas vom kreativen Potential der Nacht erkennen. Es ist wie ein immer gleiches Lied, das nachtlang durch Herz und Hirn flutet und nichts Neues erwarten lässt als eine ewige Wiederholung der Aussichtslosigkeit. Der Kampf am Jabbok erzählt nicht nur von diesem Ringen ohne Sieger, er erzählt auch vom Beginn des Morgens und dem Segen, der aus dieser Nacht erwachsen kann, der dem, der durchhält, einen neuen Namen verleiht. Aber im Ringen der Nacht ist weder vom Segen noch von Hoffnung eine Spur. Es geht ums Überleben in einem scheinbar aussichtslosen Kampf.

Durchs elfenbeinerne Tor kommt man ins Reich der Träume; wenige sehen das Tor einmal, noch wenigere gehen durch! – … aber nur wenige, erweckt aus dem Traume, steigen empor und schreiten durch das Reich der Träume – sie kommen zur Wahrheit – der höchste Moment ist da: die Berührung mit dem Ewigen, Unaussprechlichen.

E.T.A. Hoffmann, Ritter Gluck

Tipp:
Medikamente – der Zeitpunkt macht's

Falls Sie immer wieder schlecht schlafen, kann das auch an Medikamenten liegen, die Sie einnehmen müssen. Das können zum Beispiel Betablocker sein oder Medikamente, die den Cholesterinspiegel senken. Hier lohnt es sich, mit dem Arzt abzuklären, ob bestimmte Medikamente zu einem anderen Zeitpunkt genommen werden können (beispielsweise morgens statt abends), damit Sie besser schlafen. Möglicherweise lassen sich auch Medikamente, die Ihnen den Schlaf rauben, durch andere ersetzen.

DIE DUNKLE NACHT DER SEELE

Zu all dem, was uns am Schlaf hindern kann, gehören auch seelische Probleme, die unterschiedlich schwer sein können. Schon scheinbar alltägliche Probleme rauben uns mitunter den Schlaf. Und viele Menschen, die an einer Depression erkrankt sind, leiden als Begleiterscheinung unter schweren Schlafstörungen.

Im Blick auf die Frage des Glaubens ist zwischen dem Kampf der Depression und dem Ringen in der „dunklen Nacht der Seele" (Johannes vom Kreuz) zu unterscheiden. Ersteres ist eine Erkrankung und weitgehend heute gut behandelbar. Keiner, der eine Depression oder auch eine depressive Phase ernsthaft durchlitten hat, wird ihre Gefahr und ihre Herausforderung unterschätzen. Depressionen können innere Wachstumsprozesse begleiten, aber sie sind dennoch ein Kampf mit Windmühlenflügeln und brauchen die ärztliche Behandlung.

Johannes vom Kreuz war Spiritual und Beichtvater in Ávila, dem Lebensort von Teresa von Ávila. Dort begann er zu schreiben. Aufgrund einer Intrige und falschen Anschuldigungen wurde er verhaftet. Die erste Haft dauerte neun Monate. Neun Monate in einem lichtlosen Verlies ohne geistlichen Beistand. Diese Zeit ist einerseits eine Zeit des Schreckens, vor allem des Schreckens der Leere. Und zugleich ist es für ihn eine Reinigung, ein Aufstieg zu Gott selbst.

Die „dunkle Nacht der Seele" ist für Johannes vom Kreuz ein Wachstum der Seele, das man sich nicht selbst wählt, und das dennoch ein Weg des Glaubens ist. Auf diesem Weg durch die seelische Nacht kommt es nicht auf das Überwinden der Windmühlenflügel an, sondern auf Standhalten, das Unterscheiden der Geister und das Bleiben in einer Form der Liebe, die tiefer und weiter greift, als man es sich hätte vorstellen können: Die Gottesvereinigung „bewirkt in der Seele eine intensive, zärtliche und tiefe Wonne, die man mit sterblicher Zunge nicht ausdrücken kann und alles menschliche Verstehen übersteigt. Denn eine in Gott geeinte und verwandelte Seele atmet in GOTT und zu GOTT die gleiche göttliche Sehnsucht, wie Gott sie atmet zur Seele. Jeder lebt in dem Andern und der eine ist der Andere und beide sind eins durch liebende Verwandlung. Ich lebe, aber nicht ich. Christus lebt in mir."

So sind auch die Gedichte und Texte, die Johannes vom Kreuz aus seiner Nacht heraus schafft, durchgängig Liebesgedichte. Sie gehören in ihrer Ausdruckskraft und Sprachstärke wohl zum Schönsten und Schmerzhaftesten, das aus einem solchen Prozess hervorgegangen ist. Die dunkle Nacht der Seele ist Schmerz und Liebe, aber nicht von Lähmung und Handlungsunfähigkeit geprägt. In dieser Dunkelheit gewinnt das Handeln im Nicht-Handeln Gestalt.

Heute ist diese Haltung eher aus der östlichen Mystik bekannt. Ein ernstzuehmendes Mitleiden mit der Welt führt dorthin. Aber auch die Mystiker Europas verweisen immer wieder auf diesen Weg, den sie, so kann man es bei Ignatius und Johannes Tauler lesen, für einen wesentlichen Weg halten, um wirklich aus einer alten Situation in eine neue zu gelangen.

Die dunkle Nacht der Seele zieht den Glaubenden in einen anderen Weg hinein, heraus aus dem, was bisher galt. Und sie fordert alle seine Kräfte. Aber es geht nicht darum, eine Krankheit zu überwinden, sondern in dieser seelisch schweren Situation nicht aufzugeben und dem Raum zu geben, was an Liebe und Sehnsucht im Menschen wohnt. Dem All-Einen Aufmerksamkeit schenken.

Die geistige Nacht

Diese dunkle Nacht ist eine gnadenvolle Einwirkung Gottes auf die Seele, wodurch sie von ihrer Unwissenheit wie von ihren gewohnheitsmäßigen Unvollkommenheiten, von den natürlichen wie den geistlichen, geläutert werden soll: ein Vorgang, den die Kontemplativen eingegebene Gotterfahrung oder mystische Theologie nennen. In dieser mystischen Erfahrung lehrt Gott die Seele im Geheimen und lenkt sie zur Vollkommenheit der Liebe, ohne ihr Zutun, ohne ihre Einsicht in solche eingegebene Kontemplation. Als liebevolle Weisheit wirkt Gott mit übergewaltiger Hoheit auf die Seele ein und schmeidigt sie durch Läuterung und Erleuchtung für die Liebeseinigung mit seiner Gottheit.

Johannes vom Kreuz

Tipp:
Was tun bei Schlaflosigkeit?

Fast jeder hat das schon erlebt: Man wacht nachts auf, kann nicht wieder einschlafen und wälzt sich stundenlang von einer Seite auf die andere. Was tun? Es gibt unterschiedliche Ansätze. Probieren Sie am besten selbst aus, was bei Ihnen wirkt. Manche Ärzte raten: Bloß nicht aufstehen oder Licht machen! Bleiben Sie im Bett, denken Sie an etwas Angenehmes oder versuchen Sie es mit Entspannungsübungen und autogenem Training.

Andere raten: Stehen Sie auf, wiederholen Sie noch einmal die Tätigkeiten, die Sie sonst auch vor dem Schlafengehen ausführen (z.B. Gesicht waschen, eincremen, Zähneputzen) und legen

Sie sich dann wieder hin. Eine andere Idee: Machen Sie etwas, das Sie ermüdet, beispielsweise einfache Hausarbeiten. Sport sollte es nicht sein; der würde Sie zusätzlich wach machen. Ein weiterer Ansatz, der besonders hilfreich sein könnte, wenn Sie nachts von einem Gedankenkarussell wachgehalten werden: Bannen Sie diese Gedanken auf Papier, schreiben Sie also Tagebuch, oder füllen Sie den Kopf mit anderen Gedanken. Am einfachsten gelingt das mit Geschichten: Lesen Sie ein paar Seiten in einem Buch.

Was, von Menschen nicht gewusst
oder nicht bedacht,
durch das Labyrinth der Brust
wandelt in der Nacht.

Johann Wolfgang von Goethe

DIE GROSSEN TRÄUMER

Joseph? Das war eine Traumkarriere! Sie beginnt mit sehr merkwürdigen Träumen: Er träumt beispielsweise davon, dass sich Mond und Sonne und elf Sterne vor ihm verneigen. Mond und Sonne – Vater und Mutter, elf Sterne – seine elf Brüder. Das brachte ihm in der Familie wenig Sympathie ein. Zumal er auch noch der Liebling des Vaters war. Mit den Träumen, der Arroganz des Träumers und dem Weg, der daraus entsteht, beginnt eine der größten Rettungsgeschichten der Bibel, die über Ägypten, die Befreiung aus Ägypten bis in das Urbekenntnis jüdischen Glaubens führt: Gott hat die herumirrenden Nomaden in ein neues Land geführt. Gott hat Menschen vor dem schier sicheren Tod gerettet und aus unwürdigen Situationen befreit. Elementar verbunden sind diese Bekenntnisse mit den Traumdeutungen Josephs. Joseph ist in der Lage, tief in sich hinein- und durch das Oberflächliche hindurchzusehen. Diese Gabe Gottes hat heilende Kraft. In der Tat eine Traumkarriere.

Die Wissenschaft der Traumdeutung bezeichnet man als Oneirologie. Dieser Forschungszweig ist sehr viel älter als die Schlafforschung. Bereits im 5. vorchristlichen Jahrhundert ist eine ausgeprägte Forschung über Träume belegt. Wie oben bereits erwähnt wurde der Traum im engen Zusammenhang mit der körperlichen und psychischen Verfassung des Träumers gesehen. Er war eine Spiegelung. Aber in dieser Spiegelung zeigte sich auch das, was aus der Sphäre des Göttlichen zum Menschen gelangt. Heraklit unterschied im Bezug zur Wirklichkeit zwischen Traum und Wachen: „Die Wachen haben eine gemeinsame Welt; im Schlaf wendet sich jeder seiner eigenen zu."

Tertullian unterscheidet zwischen verschiedenen Traumwelten: den dämonischen, den göttlichen und den natürlichen. In der Literaturgeschichte insgesamt spielen Träume eine herausragende Rolle: William Shakespeare nutzt sie ebenso wie Grimmelshausen, Sophokles und Jean Jaques Rousseau. Johann Wolfgang von Goethe führte ein Traumtagebuch. Auch Herder setzte sich mit dem Traum auseinander, in dem er einen Widerschein des Paradieses und der Kindheit sah. Der Traum wurde meist als Übergang zwischen mir selbst und dem verstanden, was nicht nur aus mir selbst kommt. Der Traum als eine Welt der Spekulation und der Sehnsucht, als Erfüllung und Bedrohung, als Ratgeber und Verführer.

Im 18. Jahrhundert entschuldigten sich Verbrecher damit, dass sie zur Tat durch einen Traum verleitet worden wären. Dies schlägt sich in einem Gemälde Francisco Goyas mit dem Titel „Der Schlaf der Vernunft gebiert das Ungeheuer“ nieder. In mir wohnt ein Abgrund, den ich nicht kenne und der sich doch auswirkt. Ich habe über einen Teil meiner selbst keine Kontrolle. Dass sich die Psychologie von Anfang an des Traums annahm, ist darum nicht verwunderlich. Sigmund Freud führte ein Traumtagebuch und veröffentlichte 1899 seine berühmte Abhandlung über die Traumdeutung. Er rührte damit, wie er selbst sagte, an „den Schlaf der Welt“. Der zweite Psychologe, der sich dem Traum widmete, war Carl Gustav Jung. Er verweist im Gegensatz zur engen Deutung Freuds auf die Tiefe und Weite der Symbole im Traum, die dem Träumenden Anteil am Wissen seiner Zeit und der Kultur überhaupt geben: Im Menschen gäbe es, sagt er, Ur-Bilder (Archetypen), die ohne wissenschaftliche Erklärung verständlich sein können. Diese Archetypen findet Jung im Traum und in den mythologischen Überlieferungen aller Zeiten. Menschen haben gewissermaßen eine „Tagsprache“, die Erklärungen und Analysen braucht und benutzt, - und eine „Nachtsprache“, die sich in Symbolen und Bildern ausdrückt. Die Sprache der Nacht, die Weite und verschiedene Deutungsebenen braucht, ist die Sprache der Religionen. Der Traum von einer anderen Welt, einem Paradies, die Hoffnung auf einen heilsamen Umgang miteinander, der Ruf in die Umkehr, aber auch die Erfahrung eines Gottes, der wie ein guter Hirte den Menschen begleitet, gehören zur Sprache der Nacht. Wie sie jeder für sich ausdeutet, darf und muss weit und offen sein. So offen wie die verrückten Träume der Nacht.

*Ein Traum, gar seltsam schauerlich,
ergötzte und erschreckte mich.
noch schwebt mir vor manch grausig Bild,
und in dem Herzen wogt es wild.*

Heinrich Heine

TRAUMCHAOS

Warum aber, wenn doch die Welt des Traums trotz allem an mein Leben und an meine Geschichten in Verbindung mit der Geschichte der Welt gebunden ist, sind Träume dann so verrückt und beunruhigend kreativ? Die meisten Träume vergisst man sofort wieder – was für ein Glück kann das Vergessen sein! Aber auch das, woran man sich erinnert, kann schwer verunsichernd sein. Der Schlafforscher Matthew Walker sagt, jeder Mensch sei im Grunde jede Nacht ein wenig psychotisch.
In seinem Buch vom Schlaf erläutert er seine Forschungsergebnisse: Träume entstehen hauptsächlich in der REM-Phase. Mit der Erfindung der Magnet-Resonanz-Therapie konnte man diese Phase genauer beobachten und untersuchen. Das Gehirn ist in der Zeit des Traums sehr aktiv, besonders die Teile, die eine visuelle Wahrnehmung ermöglichen, die Teile, in der Bewegungen gesteuert werden, das autobiografische Gedächtnis und der Hippocampus. Andererseits werden die Bereiche blockiert, in denen das logisch-analytische Denken verankert ist. Diese Fähigkeit des Gehirns ist von unschätzbarem Wert für die Verarbeitung der alltäglichen Erfahrungen und ihrer Verknüpfung mit dem vorhandenen emotionalen Wissen.

Das Chaos im Gehirn hat für die seelische Gesundheit eines Menschen eine nicht zu unterschätzende Bedeutung. Wir werden auf diese Weise gewissermaßen neu kalibriert. Wenn ich ausreichend träume, kann ich am nächsten Tag genauer arbeiten, bin leichter in der Lage, die Gefühle der anderen einzuschätzen, kann Konflikte besser ertragen. Das innere Navigationssystem wird gestört, wenn wir zu wenig schlafen, vor allem aber auch, wenn wir zu wenig träumen. Aus dem Chaos der Träume erwachen wir hinein in einen Morgen, der sich wieder ordnen lässt.

Wenn wir wahrhaft heilige Sehnsucht im Herzen tragen, werden wir zur Liebe gelangen. Die Nächte werden heller als der Tag, wenn Gott in unserem Herzen ist.

Franz von Sales

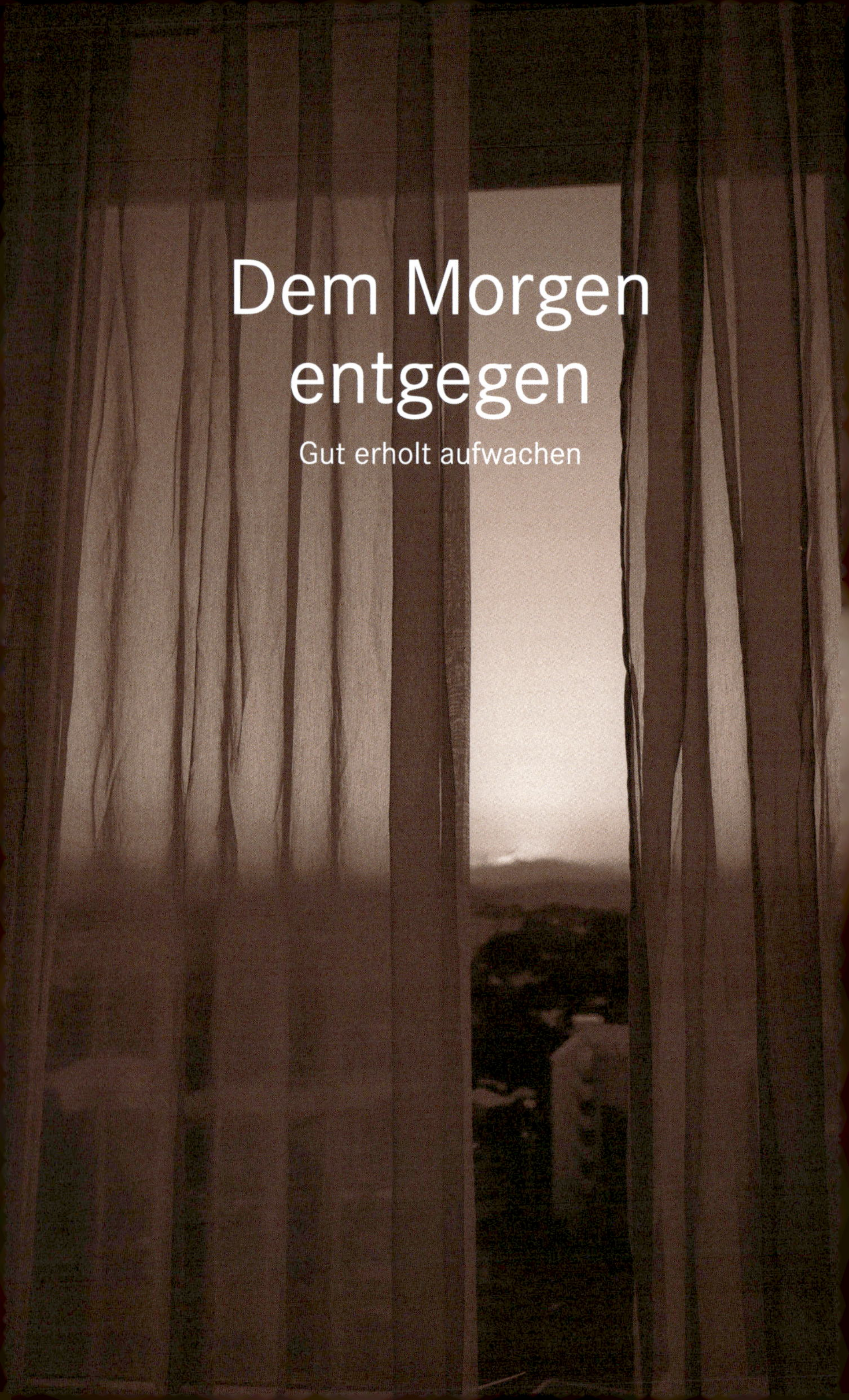
Dem Morgen entgegen
Gut erholt aufwachen

Ich habe die Tür geöffnet
Setz dich an meine Seite
Lass uns das Glück erwarten
Es kommt vorbei
Manchmal über Nacht
Unbemerkt
Plötzlich
Wie ein verspielter Wind
der durch alle Orte streift
wenn die Tür offen ist.

DER MORGEN BEGINNT

„Nur wer dunkel ist mit der Nacht, wird mit dem Morgenrot erwachen“, sagte der libanesische Autor Khalil Gibran. Nur wer sich dem Dunkel nähert (Ex 20,21), es einlässt, die Entspannung und auch den Blick auf die mögliche Gefahr zulässt, wird entspannt erwachen. Denn Gott wohnt in diesem Dunkel, obwohl er dem Tag die Sonne geschenkt hat (1 Kön 8,12). Gott selbst durchbricht nach biblischem Zeugnis die Nacht, damit es Morgen und morgen werden kann.

Wir sehen einen herrlichen Sonnenaufgang. Der Morgenstern erscheint, der Bote des Tages und die Sonne in all seiner Herrlichkeit. So komm, du Hoffnung der Welt und der ganzen Schöpfung. So komm, Herr Jesus.

Arno Clemens Gaebelein

Tipp:
Schlafdruck erzeugen
Wenn Sie eine oder mehrere Nächte hintereinander zu wenig geschlafen haben, dann versuchen Sie nicht, den Schlaf zu erzwingen oder nachzuholen, indem Sie noch früher ins Bett gehen. Hilfreich kann hier ein zunächst paradox erscheinendes Vorgehen zu sein: Erzeugen Sie „Schlafdruck", indem Sie für ein bis zwei Wochen konstant etwas zu kurz schlafen, zum Beispiel nur fünf bis sechs Stunden, und sich auch zwischendurch tagsüber nicht hinlegen. Verlängern Sie dann die Schlafzeit in kleinen Schritten, bis Sie wieder bei Ihrer normalen Stundenzahl angekommen sind. Diese Maßnahme klingt ungewöhnlich, hilft aber tatsächlich vielen Menschen, wieder besser zu schlafen.

AUFWACHEN

Wenn die Nacht endet und der Morgen sich auch im Körper bemerkbar macht, so ändert sich wiederum der Hormonspiegel im Körper. Mit der Ausschüttung von Cortisol, dass vor allem im Zusammenhang mit Stress häufig genannt wird, beginnt im Körper allmählich das Umschalten von Nacht auf Tag. Cortisol ist ab etwa drei Uhr morgens im Blut nachweisbar und aktiviert die Ausschüttung des Blutzuckers.

Das Aufwachen ist ein ebenso wichtiger Abschnitt des Übergangs wie das Einschlafen. Es ist Teil des „zirkadianen Rhythmus“: Dieser 24-Stunden-Takt ist im Körper vorgegeben. Er läuft immer etwa gleich ab. Ein deutliches Zeichen dafür, dass man sich damit gut arrangiert hat, ist das Erwachen am Morgen. Man schaut auf den Wecker und bemerkt, dass man in wenigen Minuten aufstehen muss. Wenn der Körper das Gehirn auf diese Weise ganz unabhängig von einem akustischen Signal weckt, ist unsere „innere Uhr“ gut gestellt. Der Prozess des Aufwachens hat allerdings im Gehirn bereits einige Zeit früher begonnen.

Wann genau der für die eigene Prägung günstigste Zeitpunkt für diesen Prozess ist, hängt von der jeweiligen „Programmierung“ ab. Beliebt ist es noch immer, die Frühaufsteher als fleißigere Menschen zu betrachten. Allerdings ist mit ihnen dann vielleicht gegen 21 Uhr nicht mehr viel anzufangen, während andere zu dieser Zeit noch leistungsfähig sind. Die Anlagen für die eine oder andere Lebensweise sind angeboren. Sie verändern sich im Laufe eines Lebens, sind aber von außen schwer zu beeinflussen.

Den guten Start in den neuen Tag nach einer erholsamen Nacht kann man allerdings dennoch beeinflussen. Für das Aufwachen gilt Ähnliches wie für das Einschlafen: Rituale helfen dabei, vom einen Bereich in den anderen zu wechseln. Insofern vollzieht sich das Aufwachen parallel zum Einschlafen: Das Licht, das am Abend aus dem Zimmer ausgesperrt wurde, darf es nun durchfluten. Atemübungen und sanfte Bewegungen bringen den Kreislauf in Schwung, eine nicht zu warme Dusche aktiviert ihn noch ein wenig mehr. Der Geräuschpegel darf wieder steigen.

Dafür sorgen im Frühjahr und Sommer am besten die Vögel, die mit ihrer ganz eigenen Uhr die Zeit einteilen und wach machen. Ein entspanntes Frühstück gehört ebenso zu den Muntermachern. Ich gehöre selbst eher zu den Morgenmuffeln. Umso beeindruckender sind für mich Menschen, die sich mit Freude und Heiterkeit dem Tag stellen. Unvergesslich ist für mich ein Priester, den ich im Kloster erlebte. Er kam jeden Morgen voller Elan in den Frühstücksraum und inspizierte zunächst intensiv den Frühstückstisch. Alles wurde mit Freude begrüßt: das Brot, die Marmelade, der Tee, der Kaffee. Wir anderen saßen eher halbherzig am Tisch. Aber sobald er den Raum betrat, konnte man nicht mehr missmutig sein. Die Wertschätzung all der wunderbaren Dinge auf dem Tisch, die er jeden Morgen zelebrierte, war ansteckend. Bis heute prägt mich dieser Impuls und hilft mir, all das, was mir am Morgen begegnet, mit einer anderen Haltung wahrzunehmen: Jeder Morgen, der anbricht, öffnet dem Menschen die gleichen Chancen wie der erste Schöpfungsmorgen. Egal wie die Nacht war, egal welche Lasten bisher das Leben geprägt haben: Dieser Morgen gibt die Chance, es wieder neu zu versuchen, vielleicht einen anderen Weg einzuschlagen oder dem zu folgen, was sich über lange Zeit als gut und hilfreich erwiesen hat. Die Entscheidung dafür treffe ich jeden Morgen neu.

Tipp:
Wie lange schlafen?
Wer schlecht einschläft oder nachts immer mal wieder wach liegt, fragt sich sicher, wie viel Schlaf man eigentlich braucht. Lässt sich Schlaf „nachholen“ oder „speichern“? – Beides ist leider nicht der Fall. Wir können nicht auf Vorrat schlafen oder durch längeres Ausschlafen ein früheres Defizit ausgleichen.

Trotzdem hilft es, sich nicht allzu viele Sorgen zu machen. Der individuelle Schlafbedarf ist nämlich sehr unterschiedlich. Es ist nicht so, dass jeder Mensch acht Stunden Schlaf pro Tag braucht, sondern das variiert von Mensch zu Mensch zwischen sechs und neun Stunden.
Wenn Sie merken, dass Ihnen Routinen helfen, dann versuchen Sie, auch am Wochenende nicht wesentlich später wach zu werden als unter der Woche.

Die großen Lehrer der Meditation und des geistlichen Lebens weisen uns immer wieder auf die erste Morgenstunde hin und sagen: Nimm den Anfang des Tages wahr, er ist die Stelle, an der du die Ewigkeit berührst. In der Tat wäre uns in vielen Nöten und Krankheiten des Leibes und der Seele geholfen, wenn es uns gelänge, die erste Morgenröte von Eile, von Lärm und Ärger freizuhalten. Der Lauf des Tages hängt im Allgemeinen nicht von unseren persönlichen Vorstellungen ab. Er wird uns aufgezwungen. Aber der Anfang sollte uns gehören.

Jörg Zink

DAS MORGENGEBET

Wie beginne ich den Tag so, dass ich mich auf das freue, was mich erwartet? Gerade in schweren Zeiten ist es wichtig, mich nicht unmittelbar nach dem Schlaf wieder von all den Problemen gefangen nehmen zu lassen, die mich schon den Vortag belastet haben. Die ersten Stunden des neuen Tages können sehr prägend sein. Insofern raten die Meister der Meditation immer wieder dazu, diese Zeit nicht mit dunklen Gedanken zu füllen, sondern dem Neuen bewusst zu begegnen.

„Heute habe ich viel zu tun, heute muss ich viel beten", sagte Martin Luther. Franz von Sales, Bischof der Diözese Genf: „Meine Vergangenheit kümmert mich nicht mehr, sie gehört dem göttlichen Erbarmen. Meine Zukunft kümmert mich noch nicht, sie gehört der göttlichen Vorsehung. Was mich kümmert und fordert, ist das Heute. Das aber gehört der Gnade Gottes und der Hingabe meines guten Willens." – Die Gnade liegt nicht in meiner Hand. Sie ist ein Geschenk. Meinen guten Willen aber kann ich beeinflussen.

Den Morgen bewusst mit den Gedanken zu füllen, die für mich wichtig sind. Das Aufstehen als mein Aufstehen zu gestalten, kann in einem Alltag, der häufig stark von außen bestimmt ist, eine Oase der Selbstbestimmung werden: Es ist mein Tag, mir von Gott geschenkt. Es ist meine Zeit, mir von Gott zur Verfügung gestellt. Ich kann sie gestalten. Nicht alles wird gelingen. Das mag sein. Aber es wird auch nicht alles misslingen. Jeder Tag, auch dieser, wird etwas in sich tragen, wofür es sich zu leben lohnt. Mag es das Blühen einer Blüte sein oder der Regentropfen, der wie eine Kaskade zerplatzt und in unvergleichlicher Schönheit das Licht spiegelt.

Es ist nicht wichtig, ob das Geschenk, das dieser Tag mir bringt, von mir als groß oder klein eingeschätzt wird. Wesentlich ist, dass ich es als Geschenk wahrnehme. Das verändert meinen Zugang und macht mich auch in schwierigen Zeiten frei, mit dem Schweren umzugehen. Der Künstler Joseph Beuys nannte diese Herausforderungen, vor allem auch die Einschränkungen, mit denen sich jeder jeden Tag auseinandersetzen muss, „Hinderungen". Diese Hinderungen machen mir deutlich, dass die Freiheit, die ich lebe, keine Frage der Unabhängigkeit ist, sondern vielmehr eine Frage meiner inneren Einstellung, meiner Lebenskraft. Die Entscheidung, zu diesen Hinderungen Ja zu sagen, sie zu betrachten und sie als das anzunehmen, was jetzt, heute und hier meinen Weg beeinflusst – oder sie abzulehnen, treffe ich jeden Tag neu. Das kann für meinen Lebensweg bedeutsamer sein, als die Hinderung an sich.

Luthers Morgengebet

Des Morgens, wenn du aufstehst, kannst du dich segnen mit dem Zeichen des heiligen Kreuzes und sagen:
Das walte Gott Vater, Sohn und Heiliger Geist! Amen.
Darauf kniend oder stehend das Glaubensbekenntnis und das Vaterunser. Willst du, so kannst du dies Gebet dazu sprechen:
Ich danke dir, mein himmlischer Vater, durch Jesus Christus, deinen lieben Sohn, dass du mich diese Nacht vor allem Schaden und Gefahr behütet hast, und bitte dich, du wollest mich diesen Tag auch behüten vor Sünden und allem Übel, dass dir all mein Tun und Leben gefalle. Denn ich befehle mich, meinen Leib und Seele und alles in deine Hände. Dein heiliger Engel sei mit mir, dass der böse Feind keine Macht an mir finde. Amen.
Alsdann mit Freuden an dein Werk gegangen und etwa ein Lied gesungen oder was dir deine Andacht eingibt.

Martin Luther

Ich werfe meine Freude wie Vögel an den Himmel

Herr, ich werfe meine Freude
wie Vögel an den Himmel.
Die Nacht ist verflattert,
und ich freue mich am Licht.
So ein Tag, Herr, so ein Tag.
Deine Sonne hat den Tau weggebrannt
vom Gras und von unseren Herzen.
Was aus uns kommt und was in uns ist
an diesem Morgen –
alles ist Dank.

Herr, ich bin fröhlich heute am Morgen.
Die Vögel und die Erde jubilieren,
und ich singe auch.
Das All und unsere Herzen sind offen
für deine Gnade.
Ich fühle meinen Körper und danke.
Das Meer rollt gegen den Strand, ich danke.
Die Gischt klatscht gegen unser Haus, ich danke.

Herr, ich freue mich an der Schöpfung
und dass du dahinter bist und daneben
und davor und darüber und in uns.
Ich werfe meine Freude wie Vögel
an den Himmel.
Ein neuer Tag, der glitzert und knistert,
knallt und jubiliert von deiner Liebe.
Jeden Tag machst du. Halleluja, Herr!

Gebet aus Westafrika

In der Frühe des Tages
Gott, zu dir rufe ich in der Frühe des Tages.
Hilf mir beten
und meine Gedanken sammeln zu dir;
ich kann es nicht allein.
In mir ist es finster, aber bei dir ist das Licht;
ich bin einsam, aber du verlässt mich nicht;
ich bin kleinmütig, aber bei dir ist die Hilfe;
ich bin unruhig, aber bei dir ist der Friede;
in mir ist Bitterkeit, aber bei dir ist die Geduld;
ich verstehe deine Wege nicht,
aber du weißt den Weg für mich.
Vater im Himmel,
Lob und Dank sei dir für die Ruhe der Nacht,
Lob und Dank sei dir für den neuen Tag.
Lob und Dank sei dir für alle deine Güte
und Treue in meinem vergangenen Leben.
Du hast mir viel Gutes erwiesen,
lass mich nun auch das Schwere
aus deiner Hand hinnehmen.
Du wirst mir nicht mehr auflegen,
als ich tragen kann.
Du lässt deinen Kindern alle Dinge
zum Besten dienen.
Herr, was dieser Tag auch bringt,
dein Name sei gelobt!
Amen.

Dietrich Bonhoeffer

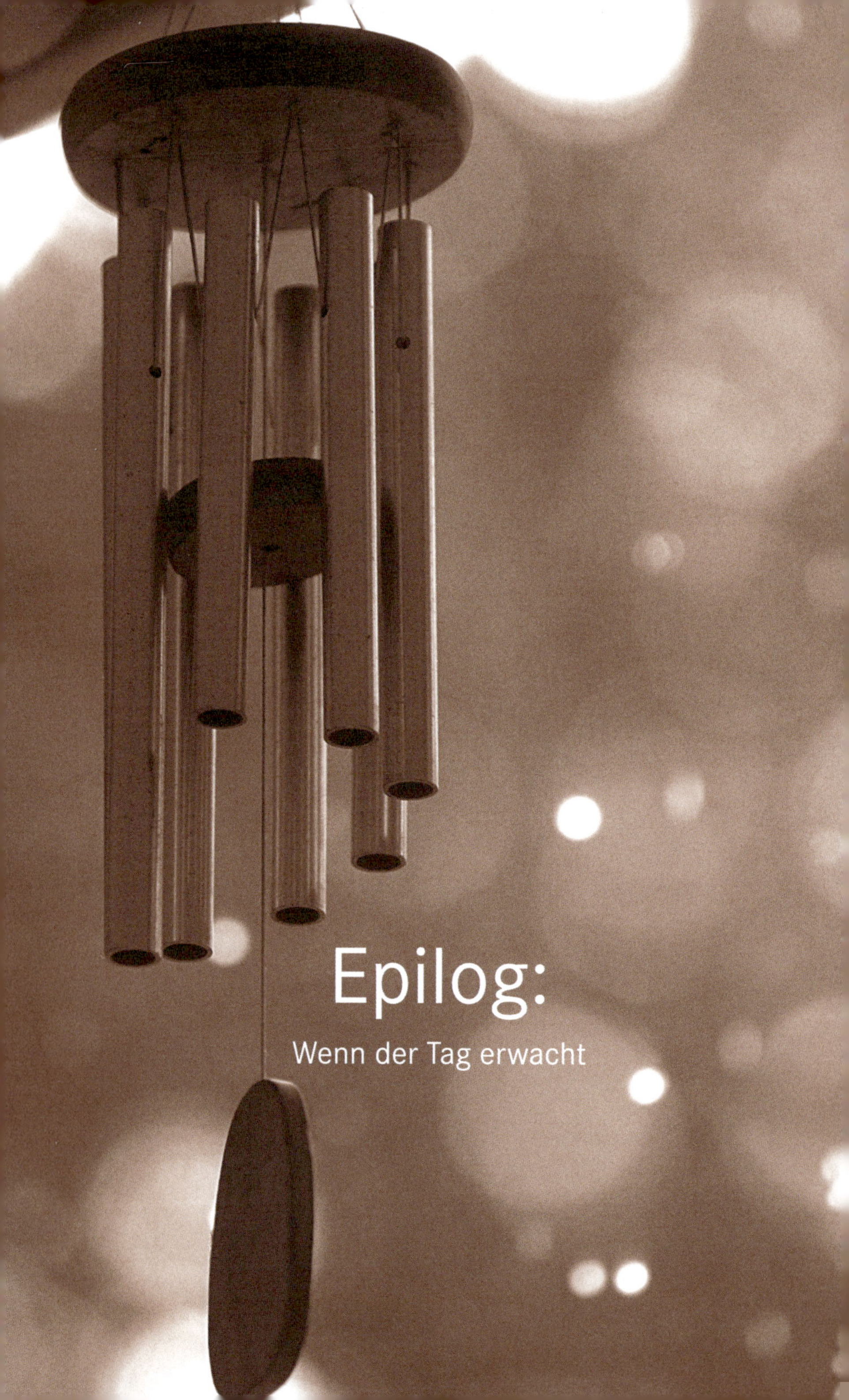

Epilog:

Wenn der Tag erwacht

*Nimm meine Hände, Gott,
und fülle sie mit Morgen,
nimm meine Füße, Gott,
und führ sie sichre Wege.
Und nimm mein Herz, All-Einer,
dass ich dich finden in allem,
was mir heute begegnet.*

Die Wanderung durch die Nacht beginnt täglich neu. Wir sind eingeladen, die Nacht zu entdecken – und dann wieder respektvoll einen Schritt zurückzutreten und den Raum als heiligen Raum zu achten, ihn freizuhalten von allem Übermäßigen: übermäßigem Essen wie übermäßigen Erwartungen, übermäßiger Kontrolle wie übermäßigem Feiern. Der Raum der Nacht ist ein Geschenk.
Und der Schlaf ist uns als Wunderwerk der Schöpfung mitten in diesem Bereich des Dunklen gegeben. Was auch immer wir tun, wir dürfen es auch wieder lassen; wir dürfen in der Nacht eine Pause einlegen. Und was auch immer wir anfangen: Wir dürfen es durch die Nacht einem neuen Morgen anvertrauen. Gott ist ein befreiender Gott, der in Abgrund, Heiligkeit und Entspannung seinen Weg mit uns bahnt. Wohin er führen wird, ist immer neu offen. Sicher ist nur: Es ist ein Weg in, durch und mit Nacht und Tag.

LESEEMPFEHLUNGEN

Ernst Peter Fischer, Durch die Nacht. Eine Naturgeschichte der Dunkelheit, Siedler 2015.
Matthew Walker, Das große Buch vom Schlaf, Goldmann 2018.
Verena Roth und Christiane Pithan, Hilfe bei Schlafstörungen, Knaur 2018 (hier finden sich auch zahlreiche Rezepte für einen guten Schlaf).
Bettina Naumann, Die Nacht. Beiträge zu Liturgie und Spiritualität, Evangelische Verlagsanstalt 2002.
Elisabeth Bronfen, Tiefer als der Tag gedacht. Eine Kulturgeschichte der Nacht, Hanser 2008.
Trinh Xuan Thuan, Die Magie der Nacht. Eine wissenschaftliche Reise von der Abenddämmerung bis zum Morgengrauen, Piper 2019.
Paul Bogard, Die Nacht. Reise in eine verschwindende Welt, Blessing
Johannes vom Kreuz, Die dunkle Nacht. Gedichte, Herder 1995.

DANK

Ich danke meinen Begleitern und Gesprächspartnern auf dem Weg durch die Nacht:
Gabriele Phieler, die mit mir den Abendhimmel beobachtete,
Andreas Scotty Böttcher, der mich mit seinen Klängen unablässig inspiriert,
Cornelia Rank, die mit mir auch noch die wunderlichsten Fragen bedachte,
Oliver Hess, der am nächtlichen Feuer über den Nachthimmel und den Gott der Nacht mit mir philosophierte.

Meinen treuen Verlagsbegleitern für ihre immer neue Geduld, ihre Ermutigung und unschätzbar wertvollen Impulse: Stefanie Heckl und Volker Bauch.

BILDNACHWEIS

S.6: © Ysbrand Cosijn/Shutterstock
S.10: © Andriy BONDAREV/Shutterstock
S.24: © Sunny Forest/Shutterstock
S.38: © Suppakij1017/Shutterstock
S.54: © Adela Benesova/Shutterstock
S.66: © Suti Stock Photo/Shutterstock
S.76: © Eric Limon/Shutterstock

TEXTNACHWEIS

S.37, 50 und 55/56 (Bibelzitate): aus: Lutherbibel, revidiert 2017, © 2016 Deutsche Bibelgesellschaft, Stuttgart.
S.23: „Gott, du allein weißt ...“, aus: Jörg Zink, Wenn der Abend kommt, 2001 Kreuz Verlag, Stuttgart © Jörg Zink Erben
S.71: „Die großen Lehrer der Meditation“, aus: Jörg Zink, Wie wir beten können, © 2015, Kreuz Verlag in der Herder Verlag GmbH, Freiburg i. Br.

Alle übrigen Texte, sofern nicht anders angegeben:
Bettine Reichelt